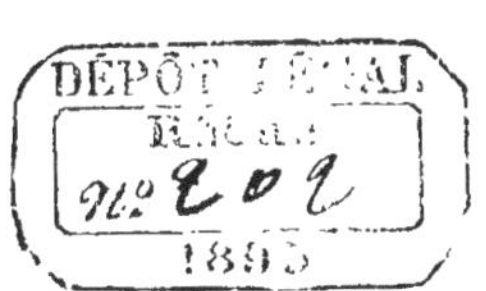

L'INTUBATION LARYNGÉE

DANS LE CROUP

ÉTUDE CRITIQUE ET CLINIQUE

L'INTUBATION LARYNGÉE

DANS LE CROUP

ÉTUDE CRITIQUE ET CLINIQUE

PAR

LE DR Alexandre HUGUES

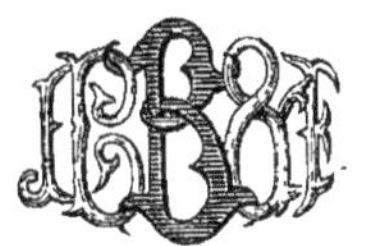

PARIS

LIBRAIRIE J.-B. BAILLIÈRE ET FILS

19, RUE HAUTEFEUILLE, 19

—

1895

AVANT-PROPOS

L'idée première de ce mémoire appartient à M. Rabot,
médecin des hôpitaux de Lyon. Notre maître avait depuis
longtemps entrepris des études sur l'intubation ; malgré
les difficultés qu'il a éprouvées dans les débuts, il n'a
jamais cessé de les poursuivre. Un ostracisme fâcheux
frappait, dans notre pays, la méthode d'O'Dwyer, dont les
heureux résultats n'avaient pu réussir à faire tomber
devant eux toute prévention. M. Rabot s'était engagé
résolument dans la voie du progrès. Un des premiers, en
France, il marchait à la remorque des initiateurs et contri-
buait bientôt à faire fructifier une idée restée stérile chez
nous, quoique née sous les auspices d'un compatriote. Il nous
a séduit par ses leçons si personnelles. Il nous a toujours
accueilli avec une grande amabilité. Il nous a secondé de
sa pratique dans une tâche où notre expérience, trop jeune

encore, n'aurait pu nous secourir. Nous lui adressons l'hommage de notre admiration et de notre reconnaissance.

En acceptant de présider notre thèse, M. le professeur Teissier nous fait un honneur insigne. Nous avions déjà eu, pendant un semestre d'externat, la faveur de profiter de ses enseignements cliniques de l'Hôtel-Dieu. Il nous a témoigné une bienveillance inépuisable. Il est de ceux dont on garde un souvenir ému.

Que M. le professeur Lépine reçoive l'expression de notre vive gratitude pour les conseils et l'instruction que nous avons reçus de lui, à l'époque où nous étions son externe.

Nous remercions de tout cœur nos autres maîtres dans les hôpitaux : MM. les professeurs agrégés Lannois, Levrat, le Dr Cordier, chirurgien de l'Antiquaille.

L'INTUBATION LARYNGÉE

DANS LE CROUP

ÉTUDE CRITIQUE ET CLINIQUE

INTRODUCTION

« Sono certo, quindi, écrit Massei, che il tempo farà servire la sieroterapia nella difterite a mettere in evidenza gl'incomparabili vantaggi della intubazione, la quale superando l'imminente pericolo rappresentato dalla laringo-stenosi, ci mette in grado di poter assistere all'ulteriore decorso, come se si tratasse di una localizzazione faringea [1].»

A l'avènement de la sérothérapie diphtérique, la plupart des auteurs proclamaient que l'intubation n'avait plus sa raison d'être. Etonné du discrédit subit qui frappait une

[1] « La sérothérapie diphtérique contribuera à mettre en évidence les avantages incomparables del'intubation qui, en éliminant le péril immédiat suscité par la sténose du larynx, nous met à même de pouvoir assister au décours ultérieur de la maladie, comme s'il s'agissait de traiter une localisation pharyngée. »

opération déjà comme répudiée de la France, nous avons voulu savoir s'il est véritablement possible de s'associer à cet enthousiasme. M. Rabot, dans son service de la Charité, nous a communiqué son enseignement. Intéressé par la question, nous avons appris à opérer sous ses yeux. Après avoir passé six mois comme externe dans les salles de croup, plus familier avec un traitement qui nous intéressait chaque jour davantage, nous avons tenu à en faire le sujet de notre thèse inaugurale. En France, ce travail n'a jamais excité la sagacité des médecins. A Lyon, M. Ferroud y a consacré une monographie où il s'attache surtout à montrer les inconvénients de l'instrument d'O'Dwyer et où il indique les modifications qu'il a apportées dans les détails et l'essence même de l'appareil américain. Quelques écrivains signalent de timides essais. Moizard, en octobre 1894, dans une communication à la Société médicale des hôpitaux de Paris, rejette l'intubation comme inutile et dangereuse. Sevestre, Lebreton y consacrent une relation appuyée sur des documents peu nombreux et une expérience bien courte. Perregaux, dans sa thèse, formule des réserves excessives et paraît hésiter à recourir à ce mode d'intervention. L'excellent opuscule de Jacques, imprimé au moment où l'intubation était encore chez nous dans l'enfance, laisse dans l'ombre beaucoup de points. Les uns accusent l'opération d'être trop difficile à effectuer ; les autres, considérant les inconvénients qu'elle peut présenter, supposent que les bénéfices procurés par elle ne sont pas assez sérieux pour permettre de la tenter.

Notre maître, M. Rabot, mieux intentionné, s'était mis à l'œuvre ; dès 1890, il essayait, en quelque sorte, le procédé et avec une grande persévérance se livrait à l'étude de l'intubation. Il la pratique aujourd'hui d'une façon systématique.

Il a bien voulu mettre à notre disposition les 197 observations qu'il possède. Après les avoir dépouillées avec soin nous avons enregistré chacun des inconvénients de la méthode d'O'Dwyer. Nous nous sommes demandé s'ils n'étaient pas susceptibles de faire exclure cette conquête médicale du domaine de la thérapeutique usuelle. Des esprits chagrins ou ignorants ont avancé que la sérothérapie offrait à l'intubation des obstacles insurmontables et que, grâce au sérum, celle-ci devenait inutile. Nou, avons voulu apprécier la valeur de ces affirmations et rechercher, si vraiment, comme l'a dit Roux au Congrès de Budapest, le tubage doit être le complément de la sérothérapie. Nous exposerons les pièces du procès. Nous tâcherons de rendre un verdict équitable.

Certains accidents relèvent des instruments eux-mêmes ou de la manière de s'en servir. Nous avons donc été obligé de montrer, succinctement il est vrai, la boîte d'O'Dwyer et le manuel opératoire. Plusieurs problèmes exigent aussi une solution : l'appareil américain convient-il bien au cathétérisme du larynx comme traitement du croup ? Ses nombreuses modifications sont-elles une source d'avantages ou d'inconvénients ? Tel sera l'objet du premier chapitre.

Dans le second, nous nous occuperons des difficultés de l'opération, des accidents dus à l'introduction du tube ; dans le troisième, des inconvénients entraînés par son séjour. Le quatrième envisagera les embarras, les obstacles de l'ablation de l'appareil. Dans le cinquième, nous discuterons le rôle respectif de l'intubation et de la sérothérapie vis-à-vis du croup. Le dernier chapitre contiendra des considérations générales sur les inconvénients du tubage.

Nous envisagerons seulement les faits cliniques. Cette façon d'agir nous évitera de faire une revue historique. A propos de chaque détail, nous consulterons toutefois la littérature·médicale pour contrôler si notre opinion concorde bien avec celle des praticiens.

Nous avons donné toutes nos observations au début même; mais nous n'avons pas enregistré les faits qui n'avaient aucun rapport avec notre sujet. Ce n'est que dans le cours du mémoire qu'ont été exposés les détails présentant pour nous de l'intérêt.

OBSERVATIONS CLINIQUES

Année 1890.

Obs. 1. — D... Marie, quatre ans et demi, entrée à la Charité le 29 mai 1890.

Elle vient avec son frère pour une diphtérie datant de six jours. Marie D... est affectée de croup consécutif à son angine. Le 30, le tirage devient intense, l'asphyxie est si menaçante, que M. Tellier pratique la trachéotomie. Tout marche à souhait et le 4 juin la canule peut être enlevée.

Le 6 au matin, le tirage apparaît de nouveau et va croissant : à 11 heures, il est si marqué que l'on songe à replacer la canule. Le chef de service, le Dr Rabot, qui avait déjà fait, sans pouvoir y parvenir, des essais d'intubation sur un autre malade, essaye de l'intuber sous le chloroforme : à la quatrième tentative, le tube est en place. Ainsi qu'il l'a dit lui-même, il n'ose enlever le fil et, tout effrayé, reste à côté de la malade, dont la respiration s'est régularisée. Dans un demi-sommeil, l'enfant, agacée par le fil placé sur sa joue, le prend à pleine main et enlève le tube. Le spasme avait été vaincu et ne devait plus reparaître. La malade quittait la Charité un mois après, parfaitement guérie.

Obs. 2. — P... Louis-Antoine, cinq ans et demi, entre le 12 juin 1890. Meurt le 12 juin. Observation développée au paragraphe : « Difficultés de l'introduction. »

Année 1892.

Obs. 3. — M... Thérèse, quatre ans, entre le 26 mai 1892. Angine et croup diphtériques. Tirage : on fait différentes tentatives d'intubation ; on croit le tube en place et on ramène la malade dans son lit. Pas de soulagement notable. Huit heures après, cyanose menaçante : trachéotomie. On ne peut sortir le tube, ni par le larynx, ni par l'ouverture trachéale. Il avait été placé dans le pharynx et était tombé dans l'estomac.

27 mai : $\theta = 40°$. La dyspnée s'accentue.

28 mai : Mort à la suite de broncho-pneumonie. Le tube avait été trouvé dans les selles une heure avant la mort.

Obs. 4. — M... Marie, huit mois, entre le 25 mai 1892. Morte le 27 mai. Voir article : « Dysphagie ».

Obs. 5. — C... Albert-François, deux ans et demi, entré le 24 mai 1892. Angine, croup. Intubation, le 25 mai. Aucun incident remarquable. Sialorrhée. Sort guéri le 20 juin.

Obs. 6. — R... Geneviève, treize mois, entre le 28 juin 1892. Angine, croup. Tirage : intubation ; le tube pénètre facilement, mais le fil étant pris dans l'ouvre-bouche, on ramène le tube en sortant l'ouvre-bouche.

Après une deuxième tentative qui réussit, tout rentre dans l'ordre. Mais huit heures après, à la suite d'une violente quinte de toux, le tube est rejeté. Nouvelle intubation : le fil dont on s'est servi est en lin ; il s'enroule sur lui-même et ne peut être ressorti ; il est sectionné et laissé dans la bouche.

Le 30 juin, l'oppression augmente. Le tube est en place ; la déglutition se fait bien.

Le 1er juillet 1892, $\theta = 49°$. Broncho-pneumonie, mort.

Obs. 7. — G... Jules, 11 juillet 1892. Voir article : « Difficultés de l'introduction. »

Obs. 8. — V... Louis, quatorze mois, entre le 26 décembre 1892. Angine, croup. Tirage : intubation. L'opération est considérablement gênée par l'ouvre-bouche. Douze heures après, la suffocation devient menaçante ; température = 40°. Trachéotomie.

28 décembre. Broncho-pneumonie. Mort.

Obs. 9. — E... Raphaël, quatre ans, 20 novembre 1892. Voir : « Difficultés de l'introduction. »

Obs. 10. — F... Camille, trois ans, entre le 12 novembre 1892 avec angine et croup diphtériques. Malgré l'intubation, le tirage continue. Trachéotomie secondaire. Bronchite pseudo-membraneuse. Guérison très tardive.

Obs. 11. — R... Louis, deux ans, entre le 8 novembre 1892. Angine, croup, broncho-pneumonie. Le tirage persiste malgré l'intubation. Trachéotomie. Mort deux jours après.

Obs. 12. — P... Jeanne, quatre ans et demi. 26 octobre 1892. Voir le paragraphe : « Fausses routes ».

Année 1893.

Obs. 13. — G... Anna, quatre ans, entre le 7 janvier 1893. Angine, croup. Tirage. La suffocation continue, malgré l'intubation. Albuminurie. $\theta = 40°$. Broncho-pneumonie. Mort.

Obs. 14. — D... Joanny, cinq ans, entre le 21 janvier 1893. Croup. Etat général mauvais. Broncho-pneumonie. Intubation. Mort le 24 janvier.

Obs. 15. — F... Fanny, quatre ans et demi, entre le 12 février 1893. Croup, intubation. Aucun incident particulier. Guérison le 7 mars.

Obs. 16. — R. François, quatre ans, entre le 21 février 1893.

Croup. Broncho-pneumonie. Intubation : l'enfant continue à respirer difficilement. Trachéotomie le 22 février. Mort le 23.

Obs. 17. — C... Charles, quatre ans et demi, le 21 février 1893. Voir : « Déglutition du tube. »

Obs. 18. — T... Marie, deux ans, 10 mars 1893. Croup, broncho-pneumonie. Le tubage n'apporte aucune amélioration. Trachéotomie. Morte le 13 mars.

Obs. 19. — L... Joseph, dix-huit mois. Le 26 mars 1893. croup. Intubation. Guérison le 23 mars.

Obs. 20. — B... Louis, quatre ans. 21 mars. Voir « Convulsions ».

Obs. 21. — B... Antonin, trois ans et demi. Entre le 24 mars 1893. Croup, tirage. L'intubation n'améliore pas l'état du malade. Trachéotomie secondaire. Sort guéri le 23 mai 1893.

Obs. 22. — D... Pauline, quatre ans et demi, 27 mars 1893. Voir « Difficultés de la déglutition ».

Obs. 23. — P... Benoit, un an, 4 avril 1893. Croup, intubation. Le 5 avril, l'enfant prend des convulsions et meurt.

Obs. 24. — T... Marie, deux ans, 28 avril 1893. Voir « Difficultés de l'introduction ».

Obs. 25. — G... Jean, onze mois, 25 mai 1893. Croup, broncho-pneunomie. Intubation. Mort le lendemain.

Obs. 26. — D... Claude, onze mois, 27 mai 1893. Croup, intubation. Mort le 28 mai de diphtérie hypertoxique.

Obs. 27. — L... Georges, trois ans. Entre le 13 mars 1893. Croup, intubation. On est obligé d'enfoncer le tube avec l'index pour le fixer. Deux heures après, l'enfant tire sur le fil laissé en place et amène le tube. Le tirage reparaît deux heures après et nécessite une nouvelle intubation. Le 14 mars, la suffocation s'établit, on extrait le tube; elle ne cesse pas davantage et on pratique la trachéotomie. Les parents retirent le 22 mars le malade qu'on perd de vue.

Obs. 28. — V... Hippolyte, un an et demi. Entre le 13 mars 1893. Angine, croup diphtérique, abcès du cou. Mauvais état général. Intubation. Le malade meurt le 19 mars de broncho-pneunomie.

Obs. 29. — D... Marie, un an. Entre le 10 juin 1893. Angine, croup diphtérique, intubation. Mort le 12 juin. Autopsie : tuberculose pulmonaire et bronchite diphtérique.

Obs. 30. — G... Anne. Entre le 15 juin 1893 avec une rougeole à son déclin. Colonies de bacilles de Loeffler dans la bouche. Croup, tirage prononcé, diarrhée. Morte le 21 juin de broncho-pneumonie après une intubation de quatre jours et demi.

Obs. 31. — G... Jean, cinq ans. Entre le 19 juin 1893, avec angine et croup diphtériques. Intubation. Les accès de suffocation reparaissent. Trachéotomie secondaire. Mort le 20 juin de broncho-pneumonie.

Obs. 32. — G... Irène, cinq ans, 19 juin 1893. Croup, intubation. Morte le 27 juin de diphtérie hypertoxique, sans que le tube ait été jamais retiré.

Obs. 33. — R... Jeanne, deux ans et demi, 22 juin 1893. Voir « Convulsions ».

Obs. 34. — M... Edmond, quatre ans, 26 juin. Croup, intubation. Mort le 27 juin de diphtérie hypertoxique.

Obs. 35. — M... René, trois ans. Entre le 2 juillet 1893. Croup, intubation. Meurt le 4 juillet de diphtérie hypertoxique.

Obs. 36. — B... Eugène, quatre ans. Entré le 3 juillet 1893. Angine, croup diphtériques. Tirage. Aucune amélioration, malgré

le tubage. La trachéotomie secondaire procure quelque soulagement. Mais la plaie s'infecte et le malade meurt le 9 juillet d'intoxication.

Obs. 37. — B... Philomène, quatre ans, 4 juillet 1893. Croup,
intubation. Mort le 7 juillet de diphtérie toxique et de broncho-
pneumonie.

Obs. 38. — F... Félix, trois ans, 21 juillet 1893. Croup, intubation. Guérison le 4 septembre.

Obs. 39. — R... Jeanne, cinq ans et demi, 30 juillet 1893. Croup,
intubation. Le 3 août, en retirant le tube on trouve accolée à son
extrémité une fausse membrane. Sort guérie le 5 septembre.

Obs. 40. — M... Marie, cinq ans, 1er août 1893. Croup, intubation. Guérison le 29 août.

Obs. 41. — P... Benoît, sept ans, 3 août 1893. Angine, croup
diphtériques, tubage. Une tuberculose miliaire, ayant évolué en dix
jours à partir du moment où la guérison de la diphtérie pouvait
être considérée comme définitive, enlève le malade le 23 août.

Obs. 42. — C... Frédéric, deux ans et demi. Entre le 6 août.
Croup, intubation. Mort le 7 août de diphtérie hypertoxique.

Obs. 43. — R... Pierre, neuf ans, Entre le 7 août. Angine et
croup diphtérique, tirage, intubation. Fièvre typhoïde. On pratique, le 12 août, la trachéotomie secondaire afin de lutter contre
une dyspnée intense. Mort le 14 août par intoxication profonde.

Obs. 44. — B... Marcelle. Entre le 23 août 1893 avec une laryngite, une broncho-pneumonie, suites d'une rougeole dont l'éruption
est à son déclin. La culture ne donne pas de bacilles de Loeffler, mais
de nombreux streptocoques. Tirage, intubation. Morte le 23 août.

Obs. 45. — R... Eugénie, quatre ans, 25 août 1893. Angine, croup
diphtériques, intubation. Sort guérie le 8 septembre.

Obs. 46. — B... Camille, quatre ans. Entre le 31 août avec une angine très grave et du tirage. Intubation à trois reprises. Mort le 2 septembre de diphtérie hypertoxique.

Obs. 47. — B... Léon, trois ans et demi. Entre le 1er septembre 1893. Angine, croup, broncho-pneumonie. Le tubage n'apportant aucune amélioration, on fait la trachéotomie. Mort le 6 septembre.

Obs. 48. — C... Antoinette, deux ans et demi. Entre le 2 septembre. Croup ; tubages répétés. Morte le 12 septembre, de broncho-pneumonie et d'intoxication diphtérique.

Obs. 49. — C... Fanny, un an et demi. Entre le 5 septembre 1893. Angine grave, coryza, croup, tubages répétés. Morte le 10 septembre de broncho-pneumonie.

Obs. 50. — R... Marthe, trois ans, le 5 septembre. Croup, tubage. Sort guérie le 22 septembre.

Obs. 51. — V... Claudius, trois ans, le 10 août 1893. Croup, intubation. Sort guéri le 7 septembre.

Obs. 52. — R... Ernestine, trois ans, le 13 septembre 1893. Croup, tubage. Sort guérie le 29 octobre.

Obs. 53. — C... Jeanne, cinq ans. Entre le 28 septembre. Angine, croup. Le tubage n'améliore pas la dyspnée. On fait la trachéotomie. Morte le 6 octobre de broncho-pneumonie.

Obs. 54. — C... Elisabeth, deux ans, 7 octobre 1893. Croup, intubation. Morte le 11 octobre de broncho-pneumonie.

Obs. 55. — T... René, quatre ans et demi, 11 octobre. Croup, intubation. La dyspnée persiste. Mort le 2 novembre de broncho-pneumonie.

Obs. 56. — P... Anaïs, six ans, 24 octobre 1893. Croup, intubation. Sort guérie le 14 novembre.

Obs. 57. — M... Antoinette, deux ans. 25 octobre 1893. Croup, tubage. Sort presque guérie le 5 novembre, retirée par ses parents.

Obs. 58. — B... Léon, trois ans, le 28 octobre. Voir « Difficultés de la déglutition. »

Obs. 59. — D... Marie, trois ans et demi, 29 octobre. Croup, tubage. Sort guérie le 15 novembre 1893.

Obs. 60. — U... Mathilde, trois ans et demi, 2 novembre 1893. Croup, angine diphtérique. Le tirage ne cède pas à l'intubation. On fait la trachéotomie. Expulsion de nombreuses fausses mem·branes par la canule. Morte le 9 novembre à la suite d'une intoxication lente. Autopsie. Bronchite diphtérique, ganglions caséeux au hile du poumon.

Obs. 61. — P... Sophie, quatre ans. Entre le 14 novembre 1893 avec angine, croup. Intubation. Rejet du tube le 15 novembre. Morte de broncho-pneumonie le 16.

Obs. 62. — D... Emile, vingt-cinq mois. Entre le 16 novembre 1893. Angine, croup diphtériques. Intubation. Le malade était guéri de sa diphtérie, lorsqu'il a contracté la rougeole dans le service; il meurt le 30 novembre de broncho-pneumonie.

Obs. 63. — R... Charlotte, quatre ans, le 22 novembre 1893. Angine, croup, tubage. Meurt le 25 novembre d'intoxication diphtérique.

Obs. 64. — C... Julie, cinq ans, le 24 novembre 1893. Angine, croup, tubage. Meurt le 25 novembre de broncho-pneumonie.

Obs. 65. — M... Charles, trois ans. 30 novembre 1893. Angine, croup, tubage. Le 1er décembre, on retire le tube. La suffocation survient aussitôt, menaçante, et oblige à pratiquer immédiatement la trachéotomie. Mort le 3 décembre de broncho-pneumonie.

Obs. 66. — S... Jeanne, deux ans, 8 décembre. Angine, croup, tubage. Meurt le 10 décembre de broncho-pneumonie.

Obs. 67. — M... Jean, cinq ans, 9 décembre 1893. Croup, tubage. Sort guéri le 31 décembre 1893.

Obs. 68. — C... Albert, trois ans, 15 décembre 1893. Angine, croup, tubage. Sort guéri le 2 janvier 1894.

Obs. 69. — G... François, quatre ans, 16 décembre 1893. Diphtérie, croup, tubage. Sort guéri le 2 janvier 1894.

Obs. 70. — M... Joseph, trois ans. Entre le 24 décembre. Angine, croup. Intubation. Meurt le 25 décembre 1893 de diphtérie hypertoxique.

Année 1894.

Obs. 71. — P... Claude, quatre ans. 1er janvier 1894. Voir « Obstruction du tube ».

Obs. 72. — G... Edmond, vingt-deux mois, 2 janvier. Angine, croup diphtériques, tubage. Meurt le 6 janvier de broncho-pneumonie.

Obs. 73. — C... Marie, onze mois, 17 janvier. Croup, intubations et réintubations fréquentes à cause de l'asphyxie consécutive au spasme glottique. Sort guérie le 23 février.

Obs. 74. — V... Amédée, quatre ans, le 25 janvier. Voir « Refoulement des pseudo-membranes ».

Obs. 75. — B... Gaston, cinq ans et demi, 22 janvier. Croup, tirage. Intubation. La suffocation étant revenue deux jours après, on pratique la trachéotomie. θ = 40°5. Mort le 12 février de broncho-pneumonie.

Obs. 76. — V... Louis, 5 février. Angine, croup diphtériques, tubage. Le lendemain le tirage reparaît et exige la trachéotomie. Mort le 10 février. Autopsie : signes de broncho-pneumonie.

Obs. 77. — D... Etienne, le 9 fèvrier. Voir « Obstruction du tube ».

Obs. 78. — M .. Joanny, trois ans, le 11 février. Angine, croup diphtérique, albuminurie. Intubation. Etat général mauvais, œdème des membres inférieurs. Le 18 février, extraction du tube. Le 24 février, convulsions et mort par urémie. Autopsie : Ganglions caséeux péribronchiques. Congestion pulmonaire.

Obs. 79. — M... Juliette, quatre ans. Voir « Rejet du tube » et « Difficultés de l'extraction ».

Obs. 80. — P... Jean, cinq ans, le 20 février. Angine et croup diphtériques, intubation. On laisse le fil de sûreté en place. Deux heures après, l'enfant tire sur le fil et arrache le tube. Suffocation et nouveau tubage. Trois heures après, le tirage revient, accompagné de violentes quintes de toux ; l'enfant crache deux lambeaux membraneux et la dyspnée s'efface. Le 21 février la suffocation s'établit, ne s'améliore pas après l'ablation du tube. Trachéotomie secondaire : de grosses fausses membranes s'échappent par la canule. Albuminurie, $\theta = 40$ degrés. Mort le 22 février de broncho-pneumonie.

Obs. 81. — P... Joannès, treize ans. Voir « Difficultés de l'introduction ».

Obs. 82. — G... Eugénie, trois ans et demi, le 1er mars. Croup, intubation. Sort guérie le 28 mars.

Obs. 83. — G... Marie, trois ans, le 1er mars. Angine, croup diphtériques, tubage. L'enfant crache des lambeaux de fausses membranes à travers le tube. Sort guérie le 2 avril.

Obs. 84. — G... Philibert, vingt-deux mois, le 9 mars. Voir « Difficultés de la déglutition, ».

Obs. 85. — P... Françoise, six ans, le 21 mars. Angine et croup diphtériques. tubage. Vingt heures après, quintes de toux, rejet du tube, suivi de fausses membranes abondantes, donnant le moule de la trachée. Le 24, tirage énorme, nouvelle intubation. Le tube en place, l'enfant tousse et rejette une grosse fausse membrane. Guérie le 27 avril.

OBS. 86. — M... Marie, neuf mois, le 25 mars. Angine et croup diphtériques, tubage. Une grande quantité de fausses membranes sont expulsées à travers la lumière du tube. Le malade enlève le tube à l'aide du fil laissé en place. Quelques heures après, le tirage augmente et nécessite l'intubation. Morte le 26 mars. Autopsie : Fausses membranes dans la trachée et les bronches. Broncho-pneumonie.

OBS. 87. — N... Marie, cinq ans, le 27 mars. Croup, tubage. Sort guérie le 28 avril.

OBS. 88. — G... Louis, cinq ans, le 11 mars. Voir « Difficultés de la déglutition ».

OBS. 89. — V... Louis, trois ans, le 17 mars. Coryza, angine, croup diphtériques; albuminurie, broncho-pneumonie. Les cultures contiennent de nombreux cocci. Le tubage n'améliore pas la respiration. Trachéotomie. Mort le 25 mars.

OBS. 90. — G... Alexandre, deux ans et demi, le 1er avril. Croup, intubation. Meurt le 4 avril de diphtérie hypertoxique.

OBS. 91. — G... Joséphine, deux ans et demi, le 2 avril. Voir « Refoulement des pseudo-membranes ».

OBS. 92. — C... Léonie, quatre ans et demi, entre le 4 avril avec angine et croup diphtériques, tubage. Une grosse fausse membrane est aussitôt rejetée à travers la lumière du tube. Le 7, rejet de mucosités mêlées à des crachats purulents. Albuminurie État général mauvais. $\theta = 40$ degrés. Le tirage persiste, on extrait le tube. Le 8 avril, mort. Autopsie : fausses membranes dans le larynx; congestion intense de tous les viscères.

Obs. 93. — B... Cérès, cinq ans, entrée le 6 avril. Voir « Rejet du tube », « Spasme glottique consécutif à l'extraction du tube », « Ulcérations » et « Convulsions ».

Obs. 94. — P... Louis, deux ans, le 9 novembre. Croup, intubation. Sort guéri le 20 avril.

Obs. 95. — M... Paul, deux ans et demi, le 16 avril. Durée de l'intubation : deux cent quatre-vingts heures. Voir « Rejet du tube ».

Obs. 96. — B... Alfred, quatre ans, le 20 avril. Angine et croup diphtériques, tubage, œdème du larynx, albuminurie. $\theta = 40$ degrés. Nombreux cocci dans les cultures. Mort le 29 avril. Autopsie : Pseudo-membranes de la trachée et des bronches. Pneumonie du sommet gauche.

Obs. 97. — P... Anne, cinq ans, le 13 avril. Angine et croup diphtériques, albuminurie. Mauvais état général. Tubage. La dyspnée s'accentue, sans tirage. L'enfant prend des convulsions et meurt le 26 avril. Autopsie : Signes de broncho-pneumonie.

Obs. 98. — F... Joseph, deux ans, le 27 avril. Croup, tubage. Albuminurie. Mort le 29 avril de diphtérie hypertoxique.

Obs. 99. — A... Claude, trois ans et demi, le 21 avril. Croup. La marche de la maladie exige à plusieurs reprises l'introduction et l'extraction du tube. $\theta = 39°9$. Ablation du tube le 27 avril. Mort le 4 mai de broncho-pneumonie.

Obs. 100. — B... Henri, six ans, le 30 avril. Croup, intubation. Plusieurs introductions et extractions du tube. Voix un peu rauque. Sort guéri le 15 mai.

Obs. 101. — M... Aimé, deux ans le 1er mai. Angine et croup diphtériques. Jetage nasal. Le tubage n'amène aucune amélioration. Mort le 1er mai. Autopsie : pas de fausses membranes dans les bronches. Ganglions caséeux péribronchiques. Tubercules dans la rate et la plèvre.

Obs. 102. — P... Joannès, trois ans, 4 mai. Croup, tubage. Le tube est rejeté vingt heures après. Guérison définitive.

Obs. 103. — B... Claudius, vingt-deux mois, 20 mai. Croup, tubage. Le tube est craché le 22 mai. Guérison définitive.

Obs. 104. — F... Joseph, trois ans, 22 mai. Voir « Convulsions ».

Obs. 105. — S... Marie, six ans, 27 mai. Croup. Tubage. Morte le 29 mai de broncho-pneumonie.

Obs. 106. — C... Jean-Baptiste, trois ans et demi, le 5 juin. Voir « Difficultés de l'introduction ».

Obs. 107. — D... Jeanne, trois ans, le 10 juin. Voir « Difficultés de l'introduction ».

Obs. 108. — J... Blanche, six ans; le 26 juin. Croup. Intubation. Le tube en place, expulsion de fausses membranes. Albuminurie. Le 2 juillet, l'extraction du tube provoque des difficultés considérables et exige le chloroforme. Voix rauque après l'extubation, normale au moment du départ de l'enfant, le 8 juillet.

Obs. 109. — D... Claire, deux ans, le 26 juin. Angine et croup diphtériques. Tubage. Extraction le 2 juillet. Le 3 juillet, la voix est devenue normale. Sort guérie le 10 juillet.

Obs. 110. — B... Pierre, deux ans, le 7 juillet. Voir « Rejet du tube ».

Obs. 111. — K... Henri, deux ans et demi, 13 juillet. Voir « Difficultés de la déglutition ».

Obs. 112. — M... Claudia, quatre ans, entre le 19 juillet avec angine et croup diphtériques. Tirage. Après l'intubation, la cyanose s'accuse, les extrémités se refroidissent. Pas de quintes de toux ; pas d'expulsion de membranes ou de mucosités. Peu à peu les lèvres se colorent et l'enfant tousse. Toux fréquente et plus forte une heure après. Les extrémités sont pourtant encore froides. Diarrhée intense due à un purgatif et à un vomitif, administrés la veille de l'admission. $\theta = 40$ degrés. Mort le 20 juillet. Autopsie, pseudo-membranes déliquescentes dans la trachée, les principaux viscères sont fortement congestionnés.

Obs. 113. — B... Elisabeth, trois ans, 27 juillet. Voir « Fausses routes » et « Déglutition du tube ».

Obs. 114 — O... Marie, trois ans, entre le 11 août. Angine et croup diphtériques. Pendant la première intubation, la respiration s'arrête. On extrait le tube : l'état ne change pas. Nouvelle intubation avec un tube plus gros : légère amélioration. L'enfant ne tousse pas. La dyspnée diminue peu à peu. Le 13, l'enfant demande à boire et meurt l'écume à la bouche. Cachexie, diphtérie hypertoxique. L'abblation du tube *post mortem* montre qu'il était en place et non obstrué.

Obs. 115. — C... Marius, un an et demi, le 22 août. Croup. Intubation. Vingt-quatre heures après, rejet du tube et guérison définitive. Voix à peine rauque.

Obs. 116. — D... Pierre, un an et demi, le 23 août. Voir « Difficultés de la déglutition ».

Obs. 117. — M... Paul, un an et demi, le 2 septembre. Croup. Intubation. Meurt le 4 septembre, de broncho-pneumonie.

Obs. 118. — F... Louise, trois ans, le 19 septembre. Angine et croup diphtériques. Intubation. Rejet par le tube de fausses membranes moulant la trachée et les bronches. Aucune amélioration. Trachéotomie secondaire le 21. Morte le 22 septembre de bronchopneumonie.

Obs. 119. — F... Claudia, deux ans et demi, le 19 septembre. Durée de l'intubation : dix jours. Voir « Hémorragies » et « Dysphagie ».

Obs. 120. — V... Auguste, trois ans, le 7 août. Angine, croup diphtériques. Intubation. Toux lorsque l'enfant boit, plus fréquente la nuit. Une extraction et une intubation consécutive. Le 14, ablation définitive du tube. Voix rauque. Le 23 août, la voix n'a pas reparu. Rachitisme. Le 5 septembre, voix normale. Sort guéri le 21 septembre.

Obs. 121. — V... Louis, un an et demi, le 3 octobre. Croup. Intubation. $\theta = 40$ degrés. Meurt le 4 octobre de broncho-pneumonie.

Obs. 122. — A... Virginie, deux ans, le 5 octobre. Voir « Difficultés de l'introduction ».

Obs. 123. — R... Charles, deux ans et demi, le 8 octobre. Voir « Difficultés de l'introduction ».

Obs. 124. — G... Flavien, trois ans, le 13 février 1894. Croup. Tubage. Rejet du tube le 15 février. Guérison définitive.

Malades traités par le sérum antidiphtérique.

Obs. 125. — C... Jacques, trois ans, entre le 15 octobre 1894 avec angine et croup diphtériques. Intubation et sérothérapie consécutive. Tube extrait six jours après. Guérison définitive.

Obs. 126. — M... Louise, entre le 17 octobre. Angine et croup diphtériques, sérothérapie le 17 octobre. Le lendemain, sténose glottique qui nécessite l'intubation. Extraction du tube le 22. La voix est normale, l'enfant peut chanter. Sort guérie le 1er décembre.

Obs. 127. — R... Laurent, deux ans, entre le 20 octobre.

Angine, croup diphtériques. Les cultures contiennent des colonies de bacilles de Loeffler et de streptocoques. Albuminurie intense, $\theta = 40°,5$.

Le 20 octobre, injection de sérum.

Le 21 octobre, tirage et intubation. Pas d'amélioration, nouvelle injection de sérum.

Le 23, nouvelle injection de sérum. Etat général mauvais. Pas de dysphagie.

Le 24, expulsion du tube. Bonne respiration.

Le 27 octobre, diarrhée, selles noirâtres, fétides.

Le 28, vomissements, somnolence, dyspnée.

Le 1ᵉʳ novembre, l'enfant meurt d'urémie convulsive.

OBS. 128. — P... Paul, dix mois, entre le 22 octobre. Angine et croup diphtériques. Tubage et sérothérapie, le 23 octobre, à peu près à la même heure. Deux heures après, rejet du tube et expectoration de fausses membranes. Guérison définitive.

OBS. 129. — G... Jean, quatre ans, le 27 octobre. Voir « Difficultés de la déglutition ».

OBS. 130. — F... Mathilde, quatre ans, le 29 octobre. Arrive en état d'asphyxie. Croup douteux. $\theta = 40$ degrés. Intubation. Douze jours après, convulsions et mort.

OBS. 131. — V... Jeanne, seize mois, 7 novembre. Durée de l'intubation : deux cent dix heures. Voir « Syncope ».

OBS. 132. — D... Jeanne, trois ans et demi, 9 novembre. Angine et croup diphtériques. Sérothérapie le 10, puis intubation. Extraction du tube le 15. Voix rauque pendant quatre jours. Sort guérie le 29 novembre.

OBS. 133. — C... Flandrin, sept ans, entre le 10 novembre avec angine et croup diphtériques. Sérothérapie et intubation. Extraction du tube le 15 novembre. L'enfant nous exprime les sensations qu'il a éprouvées : l'introduction est légèrement douloureuse;

pendant le séjour du tube, aucune sensation particulière ; l'extraction n'est presque pas douloureuse. La voix est normale le 17 novembre. Sort guéri le 4 décembre.

Obs. 134. — G... Marius, onze mois, entre le 11 novembre. Angine et croup diphtériques. Intubation. Pas de sérothérapie. Meurt le 12 novembre de broncho-pneumonie.

Obs. 135. — G... Louise, deux ans, le 15 novembre. Croup. Sérothérapie, intubation. Sort guérie le 25 novembre.

Obs. 136. — D... Antoinette, cinq ans, le 16 novembre. Voir « Rejet du tube ».

Obs. 137. — T... Marie, deux ans, le 18 novembre. Croup. Sérothérapie. Intubation. Sort guérie le 1er décembre.

Obs. 138. — C... Charles, dix-huit mois, le 19 novembre. Voir « Déglutition du tube ».

Obs. 139. — R... André, trois ans, le 20 novembre. Croup. Intubation. Quintes de toux à la déglutition des liquides. Extraction du tube le 24 novembre. Sort guéri le 9 décembre.

Obs. 140. — B... Josephine, deux ans, le 25 novembre. Croup, sérothérapie, intubation. Rejet de fausses membranes par le tube. Meurt le 27 novembre de broncho-pneumonie.

Obs. 141. — R... Gabrielle, quatre ans, le 28 novembre. Angine et croup diphtériques, sérothérapie, intubation. Rejet du tube le 1er décembre. Sort guérie le 20 décembre.

Obs. 142. — B... Jeanne, dix-neuf mois, le 29 novembre, croup, sérothérapie et intubation. Sort guérie le 30 décembre.

Obs. 143. — T... Régis, sept ans, le 10 novembre, croup, sérothérapie, intubation. Sialorrhée. Sort guéri le 4 décembre.

Obs. 144. — G. Émile, six ans, le 2 décembre. Voir « Rejet du tube ».

Obs. 145. — V... Pierre, quatre ans, le 7 décembre ; angine grave et croup diphtériques, intubation. Les cultures contiennent des colonies de bacilles de Loeffler et de streptocoques. Mort le 11 décembre de diphtérie hypertoxique. Autopsie, fausses membranes trachéales, viscères fortement congestionnés.

Obs. 146. — S... Adolphe, trois ans, le 14 décembre, croup, intubation, sérothérapie. Sort guéri le 3 janvier 1895.

Obs. 147. — L... Étienne, vingt-deux mois, le 16 décembre, angine et croup diphtérique, intubation, pas de sérothérapie. Mort le 19 décembre de diphtérie hypertoxique.

Obs. 148. — M... Marie, quatre ans, le 18 décembre. Voir « Difficultés d'introduction ».

Obs. 149. — R... Francine, trois ans et demi, le 19 décembre. Croup, sérothérapie, intubation. Le tube en place, l'enfant rejette de grosses fausses membranes. Le 20, dans la nuit, l'enfant expulse deux fois le tube. Aucun incident remarquable. Sort guérie le 17 février 1895.

Obs. 150. — M... Antonia, onze ans, le 20 décembre. Voir « Difficultés d'introduction ».

Obs. 151. — V... Antoine, deux ans, le 22 décembre, croup, sérothérapie, intubation. Sort guéri le 8 février 1895.

Obs. 152. — M... Adrien, trois ans et demi, le 22, croup, sérothérapie, intubation. Sort guéri le 17 janvier 1895.

Obs. 153. — V... Marie, trois ans et demi, le 23 décembre, angine croup, tubage, sérothérapie. Sort guérie le 27 janvier 1895.

Obs. 154. — G... Louis, deux ans et demi, le 23 décembre. Voir « Obstruction du tube ».

Obs. 155. — R... Jean, vingt-deux mois, le 24 décembre. Voir « Rejet du tube ».

Obs. 156. — G... Auguste, trois ans, le 25 décembre, croup, intubation, sérothérapie. Sort guéri le 4 février 1895.

Obs. 157. — P... Alexandre, trois ans et demi, le 28 décembre, angine et croup diphtériques, intubation, sérothérapie, $\theta = 40°5$. Le 3 janvier 1895, on extrait le tube, mais non sans difficultés. Sort guéri le 16 janvier 1895.

Obs. 158. — G... Émile, quatre ans, le 29 décembre, croup, sérothérapie, intubation. Le 30 décembre, expulsion de fausses-membranes reproduisant le moule de la trachée : le tube est en place. Extraction le 4 janvier. Voix normale le 6 janvier. Sort guéri le 23 janvier 1895.

Obs. 159. — P.·. Maria, seize mois, le 30 décembre. Voir « Rejet du tube ».

Obs. 160. — D... Jeanne, dix-huit mois, le 30 décembre, croup, sérothérapie, intubation. Sort guérie le 2 février 1895.

Année 1895.

Obs. 161. — A... Julien, trois ans. Entre le 1er janvier 1895, angine et croup diphtériquse. $\theta = 48°$. Injection de sérum le 2 et le 5 janvier. Aucune amélioration par le tubage. Meurt le 4 janvier de diphtérie hypertoxique.

Obs. 172. — C... François, quatre ans, le 7 janvier, croup, intubation, sérothérapie. Sort guéri le 27 janvier.

Obs. 163. — H... Jeanne, cinq ans et demi, le 11 janvier, voir « Obstruction du tube ».

Obs. 164. — B... Zoé, dix-huit mois, le 11 janvier, croup, pas de sérothérapie, intubation. Rachitisme prononcé, diarrhée, vomissements. Morte le 15 janvier de cachexie.

Obs. 165. — D... Louise, 18 janvier. Voir « Rejet du tube ».

Obs. 166. — H... Georges, deux ans, le 21 janvier. Voir « Difficultés de l'introduction ».

Obs. 167. — C... François, vingt mois, 21 janvier. Durée de l'intubation : huit jours. Voir « Spasme glottique consécutif à l'extraction ».

Obs. 168. — M... Jeanne, quatre ans, le 22 janvier, croup, intubation et sérothérapie. Le 23 janvier, rejet de débris pseudo-membraneux à travers le tube. $\theta = 40°$. Sort guérie le 16 février.

Obs. 169. — B... Claudine, vingt-trois mois, le 16 janvier, croup. Sérothérapie le 26 et le 28 janvier. Tubage le 26, l'introduction du tube se fait difficilement. État général mauvais, albuminurie, $\theta = 40°5$. Le 30 janvier, convulsions et mort. Autopsie : le tube est extrait *post mortem*. Signes de diphtérie hypertoxique.

Obs. 170. — M... Léonie, deux ans et demi, le 31 janvier, croup, intubation, sérothérapie. Sort guérie le 3 mars.

Obs. 171. — B... Louis, onze mois, le 7 février, croup, état désespéré à l'entrée. Abcès tuberculeux, erysipèle à son déclin, $\theta = 40°$. Sérothérapie, intubation. Mort le 9 février de broncho-pneumonie.

Obs. 172. — G... Marie, quatorze mois, le 9 février. Voir « Rejet du tube ».

Obs. 173. — B... Adolphe, deux ans, le 17 février. Croup. État général grave. $\theta = 41°,2$. L'oppression continue, malgré le tubage. Injection de sérum le 17 et le 18. Mort le 24 février de diphtérie hypertoxique. Vu l'état du malade, on ne tente pas d'extraire le tube.

Obs. 174. — B... Léopold, deux ans et demi, le 10 février. Voir « Difficultés d'introduction ».

Obs. 175. — C... Julia, deux ans et demi, le 8 mars. Voir : « Rejet du tube ».

Obs. 176. — P... Marie, trois ans, entre le 3 février, avec angine et croup diphtériques. Intubation et sérothérapie. Le 8, on extrait le tube avec difficulté : l'extracteur, n'ayant pas pénétré assez profondément, dérape. Le tube tombe dans le pharynx, on l'enlève avec le doigt.

Obs. 177. — L... Claudius, deux ans et demi, le 10 mars. Croup. Intubation et sérothérapie. Durée de l'intubation : 200 heures. Introduction et ablation du tube à quatre reprises différentes. Sort guéri le 7 avril

Obs. 178. — C... Marius, quatre ans et demi, le 3 avril. Voir « Ulcérations ».

Obs. 179. — P. Marius, quatre ans et demi, le 3 avril. Voir « Ulcérations ».

Obs. 180. — R... Joséphine, un an et demi, 15 mars. Angine et croup diphtériques. Sérothérapie, intubation le 15. Le 19, rejet du tube : 15 minutes après, l'asphyxie exige un nouveau tubage. L'intubation n'est qu'apparente : le tube a glissé dans l'œsophage et il est dégluti. On place un autre tube. Le 21, issue par le rectum du tube avalé. Le 23, désintubation. Le 24, tirage et intubation. 6 heures après, rejet du tube, nouvelle intubation. Le 25, rejet du tube. Sort guérie le 2 avril.

Obs. 181. — D... Sophie, huit ans, le 6 mars. Croup. Sérothérapie. Intubation. La malade intelligente définit bien ses sensations qui concordent avec celles de l'enfant de l'observation 133. Sort guérie le 23 mars.

Obs. 182. — C... Etienne, trois ans, le 7 mars. Croup. Sérothérapie. Intubation. Sort guéri le 13 avril.

Obs. 183. — B... Paul, deux ans, 15 mars. Croup. Sérothérapie, intubation. Le tube en place, la toux persiste pendant plusieurs jours. Le 7 avril, elle a complètement disparu. Introduction et extraction du tube, à plusieurs reprises, sans incidents remarquables. Durée de l'intubation, 432 heures. Sort guéri le 27 avril.

Obs. 184. — R... Pierre, dix-sept mois, entré le 21 janvier. Angine, croup diphtériques. Sérothérapie. Intubation. Contracte la rougeole dans le service. $\theta = 40°$. Crache le tube, le 25 janvier. Le 27 mars, cyanose dont on ne peut expliquer l'origine. L'enfant sort guéri le 2 avril.

Obs. 185. — J... Aimé, quatorze ans, entre 4 avril avec angine et croup diphtériques. Sérothérapie. Intubation. L'enfant rend parfaitement compte de ses sensations. (Voir observation 133 et 181.) La dysphagie, évidente au début, a disparu trois jours après. Le malade remarque qu'il avale parfaitement, sans troubles, quand il prête en quelque sorte attention à l'acte de la déglutition. Le 2 mai, guérison définitive.

Obs. 186. — M... Louis, huit ans, le 16 février. Angine et **croup** diphtériques. Sérothérapie. Intubation. Rend bien compte de ses sensations. (Voir idem, observation précédente). Le 18, vomissement à la suite duquel il rejette le tube. Tirage après une heure et nouvelle iutubation. Le 22 février, extraction ; l'extracteur dérape, le tube tombe dans le pharynx où on le saisit avec les doigts. Sort guéri le 10 avril.

Obs. 187. — P... Pierre, six ans, 20 mars. Croup. Sérothérapie, intubation. Sort guéri le 23 avril.

Obs. 188. — D... Alexandre, quatre ans, 30 mars. Voir « Rejet du tube ».

Obs. 189. — C... Abel, dix-huit mois, 4 avril. Croup. Sérothérapie. Intubation. Crache le tube le 7 avril. Voix claire. Sort guéri le 25 avril.

Obs. 190. — D... Pierre, cinq ans, 31 mars. Croup ; sérothérapie, intubation. Sort guéri le 23 avril.

Obs. 191. — C... Jean, deux ans, 6 avril. Angine, croup diphtériques, sérothérapie, intubation. Meurt le 20 avril de bronchopneumonie.

Obs. 192. — D... Victor, trois ans et demi, 26 avril. Croup ; sérothérapie, intubation. Sort guéri le 30 avril.

Obs. 193. — L... Marie, entre le 5 avril. Croup ; sérothérapie, intubation. Sort guérie le 2 mai.

Obs. 194. — D... Louise, quatre ans et demi, entre le 26 mars. Angine et croup diphtériques, sérothérapie, intubation. L'introduction est difficile à cause du spasme glottique : l'anesthésie au chloroforme permet de pratiquer l'opération. Sort guérie le 22 avril.

Obs. 195. — C... Antoine, 4 ans, le 4 avril. Croup ; sérothérapie, intubation. Sort guéri le 3 mai.

Obs. 196. — B... Augustin, deux ans, le 7 avril. Croup ; sérothérapie, intubation. Mort de broncho-pneumonie, le 12 avril.

Obs. 197. — P... Claudine, cinq ans et demi, le 10 avril. Voir « Adéno-phlegmon sus-hyoïdien ».

STATISTIQUE

Total des malades opérés 197
Malades traités avant l'époque sérothérapique . . 124
    Guérisons 41
    Morts 83
La trachéotomie secondaire a été pratiquée 25 fois dans ces cas et a donné comme résultats : 20 morts et 5 guérisons.
Malades traités par la sérothérapie et l'intubation. 73
    Guérisons 53
    Morts. 20
La trachéotomie secondaire n'a été faite, ici, qu'une fois et n'a pas été suivie de succès.

CHAPITRE PREMIER

Préliminaires.

§ 1. — Instruments d'O'D'wyer

L'appareil complet d'O'Dwyer, en usage dans le croup, se compose de deux séries distinctes de tubes destinés à être appliqués des premiers mois de la vie jusqu'à douze ans, d'une instrumentation spéciale pour introduire ces tubes dans le larynx et les en extraire, d'un ouvre-bouche et d'une plaque métallique graduée.

Les tubes de la première série, en cuivre recouvert extérieurement d'une couche d'or, sont le plus souvent utilisés. On en compte six. Ils ont une configuration générale identique, mais des dimensions respectives différentes.

Leur lumière figure une ellipse à grand axe, dirigée d'avant en arrière par rapport à l'orientation anatomique de l'organe vocal. Les parois intérieures sont polies, détail important.

Leur forme représente à peu près deux troncs de cône à base commune, de hauteur égale et qui auraient été légèrement aplatis dans le sens transversal. Le renflement ou ventre s'adapte aux ventricules de Morgagni.

Afin que l'épiglotte n'éprouve aucune gêne dans ses fonctions, l'extrémité supérieure du tube se rejette en arrière ; cette saillie, irrégulièrement ovale, vient pour ainsi dire coiffer les cartilages arythénoïdes. Un œillet, qui recevra un fil de sûreté, traverse cette tête en avant et à gauche. Il ne doit pas déboucher dans le canal lui-même ; sinon il pourrait peut-être offrir un obstacle à la libre circulation des fausses membranes et des mucosités.

Toutes les parties du métal sont arrondies, à pans très doux. La moindre rugosité, une transition trop brusque entre les points voisins pourrait causer des lésions graves dans un organe mobile par lui-même, enflammé et soumis à des pressions incessantes dues aux mouvements de déglutition et au passage du bol alimentaire.

La longueur de ces tubes varie de 38 millimètres à 66 millimètres. Leur grand diamètre va de 5 mill. 24 à 9 millimètres ; le petit est de moitié moindre.

Les sept tubes de la deuxième série, cylindriques, offrent tous une longueur déterminée de 28 millimètres et un diamètre oscillant entre 5 mill. 24 à 103 millimètres. Leur extrémité inférieure est légèrement rétrécie et leur tête petite. D'après des praticiens éminents, leur emploi suscite de sérieuses difficultés et de graves inconvénients. Aussi les a-t-on délaissés.

Un mandrin d'acier, articulé en son milieu pour faciliter son extraction après le cathétérisme du larynx, pénètre dans chacun de ces tubes elliptiques ou cylindriques. D'un côté, il se termine par un renflement mousse, permettant de franchir la glotte avec douceur ; de l'autre, par un pas de vis qui servira à l'engager dans l'intro - ducteur.

L'introducteur est constitué par un manche de 12 centimètres environ. Il supporte une tige d'acier de pareille longueur et dont la partie terminale se recourbe à angle droit. Sur cette tige glisse librement un petit cylindre creux, muni en avant d'un ressort à boudin. Celui-ci communique à une griffe double qui libèrera l'embout en venant presser, au moment voulu, sur la tête du tube.

L'extracteur a l'aspect d'une pince laryngienne. Sa courbure est très douce. La branche inférieure se continue avec la poignée. La supérieure, seule mobile, s'articule deux fois avec la précédente et présente une charnière à l'endroit où la coudure s'accentue. A l'état de repos les deux mors, de deux centimètres, sont maintenus rapprochés par un ressort ; leur écartement se règle par la pression sur la tige mobile ; ils agissent donc excentriquement contre les parois internes du tube où ils ont été introduits fermés. O'Dwyer les a comparés à un bec de canard.

L'ouvre-bouche de Denhard est le plus communément employé.

L'échelle graduée métallique sert à déterminer le numéro du tube approprié à l'âge des enfants.

§ 2. — Manuel opératoire

Tels sont les instruments nécessaires à l'intubation. Comment doit-on s'en servir ? O'D'wyer, Massei, Baer ont parfaitement décrit le manuel opératoire. M. Rabot a montré l'importance de quelques détails bien particuliers ; nous le prendrons pour guide dans le cours de cette étude.

a) *Intubation*. — En consultant l'échelle graduée, l'on choisit d'abord le tube qui semble le mieux convenir à l'âge du sujet, à son développement relatif. Par les procédés habituels, on rend les instruments aseptiques.

Si plusieurs aides sont à la disposition du médecin, le premier veillera sur l'ouvre-bouche, le second soutiendra légèrement relevée la tête de l'enfant, l'autre le maintiendra assis sur ses genoux, les jambes immobilisées entre les siennes. Celui-ci maîtrisera encore les bras du patient ; il aura soin de se protéger avec une alèze, la défécation suivant quelquefois des manœuvres prolongées. La présence d'un seul aide exige que l'enfant soit emmailloté.

Pendant ce temps, l'opérateur a passé dans l'œillet du tube un fil de soie tressée et résistant, de 30 à 35 centimètres, dont il a noué ensemble les deux extrémités pour former une anse. Il a ajusté les différentes pièces de l'instrument les unes aux autres, la tête du tube regardant en avant. Il s'est assuré préalablement que tout fonctionnait bien.

L'ouvre-bouche se place de telle façon qu'il ne déborde pas en dedans l'arcade dentaire. Il laisse ainsi une plus grande place. L'aide préposé à sa garde en le tenant suivra les mouvements de l'opéré; il appuiera sur les branches, écartera les mâchoires malgré le ressort lui-même. Des insuccès répétés sont parfois dus à ce que l'on n'observe pas ces préceptes. L'instrument peut se fausser, se briser. Celui de Denhart convient mal aux enfants dépourvus de dents.

Si le malade reste couché, sa tête et son corps reposeront sur le même plan horizontal, le menton un peu haut.

L'ouvre-bouche est en place. L'enfant a la face convulsée, cyanosée. Il fait des efforts pour échapper à toute étreinte.

L'opérateur porte alors l'index gauche en arrière de la bouche. Il va à la recherche du larynx qu'il doit posséder, pour ainsi parler, au bout de son doigt, afin d'agir à bon escient. Il se rend rapidement compte des parties voisines, se rappelant qu'il peut avoir dans sa marche refoulé ou abaissé l'épiglotte. Celle-ci est le point de repère le plus important; il faut connaître la sensation qu'elle procure. Le médecin relève l'opercule en ramenant le doigt vers la langue et place sa pulpe digitale dans l'ouverture sus-glottique. De cette façon il sentira l'épiglotte en avant et fixera en arrière les cartilages arythénoïdes, qui n'auront ainsi pas de tendance à fuir sous le doigt, à diminuer l'orifice vocal et à se porter d'eux-mêmes en avant du tube, au moment où l'on pratique le cathétérisme.

Enfin, tenant de la main droite l'introducteur monté, cheminant parallèlement à l'axe du corps, l'opérateur fait pénétrer le tube dans la bouche à la rencontre de l'index gauche qui lui servira de guide. Il arrive ainsi sur le larynx Là il s'arrête. Il a soulevé petit à petit la poignée de l'instrument qui décrivant un arc de cercle de 90 degrés de vertical devient horizontal. L'extrémité du tube a parcouru la face palmaire du doigt, la pulpe se retire doucement devant le tube, lui cède sa place. Fatalement, celui-ci doit se trouver dans la glotte, si l'on a suivi cette ligne de conduite. On déclenche alors le tube. Avec l'index gauche, par une légère pression sur la tête, on facilite cette manœuvre, on aide à la descente. L'obturateur se dégage; on l'amène au dehors.

L'opérateur coupe ensuite une anse du fil, saisit le chef où existe le nœud, exerce sur lui une traction, pendant que l'index gauche porté de nouveau dans le pharynx fixe le tube en appuyant sur sa tête. Le cordonnet se libère. L'écarteur est extrait.

L'opération n'a duré que quelques secondes. Un sifflement métallique s'est fait entendre. Le pauvre enfant, la face bouffie, violacée, les yeux saillants, était en proie à une anxiété des plus pénibles; l'asphyxie était imminente. La respiration se rétablit peu à peu; elle est toujours rapide; mais le tirage a disparu. La cyanose s'efface. Le patient rapporté dans son lit s'endort bientôt, harassé de fatigue. La lutte est comme terminée.

Ces phénomènes généraux permettent de reconnaître si le tube est dans le larynx. Certains symptômes les contrôleront : une toux sonore, métallique; une respiration bruyante, tubaire. L'auscultation en ces circonstances fournit des signes certains : l'air pénètre librement dans les poumons. Le toucher nous renseignera mieux. L'apnée reparaît quand le doigt ferme hermétiquement l'orifice du tube.

Pendant le cours des manœuvres, on évitera tout effor

brusque; on franchira avec douceur l'ouverture laryngée.
On glissera sans appuyer, comme dans le cathétérisme
urétral.

Il importe aussi de relever le plus possible à la fin de
l'opération le manche de l'instrument, considération
très importante dans l'extraction, ainsi que nous le mon-
trerons.

Quelques médecins conseillent de faire boire au malade,
après l'introduction, du café ou mieux de l'alcool pour
provoquer la toux, éprouver la solidité du tube, favoriser
l'expulsion des fausses membranes et mucosités encom-
brant parfois la trachée. Cette pratique inusitée à la
Charité n'est pas sans inconvénients. Elle peut, le tube
rejeté, ramener un état d'asphyxie qu'on a combattu avec
beaucoup de peine. Elle fatigue le malade dont les forces
doivent être ménagées, après toutes les épreuves qu'il
vient de subir. On retirerait d'ailleurs peu de bénéfices
de cette manière d'agir et déjà l'intubation elle-même a
excité la toux.

Certains praticiens laissent en place le fil de sûreté. Ils
le fixent à la joue ou au cou au moyen de collodion.
A Prague, à Budapest, à Zurich les chirurgiens l'insè-
rent entre deux dents, afin d'empêcher la section. Il faut
alors tenir attachées les mains de l'enfant ou leur faire de
gros gants avec du linge. Le fil gêne, agace le malade.
Il suscite la toux en frottant sur l'épiglotte. Il peut irriter
l'entrée des voies respiratoires et la commissure labiale,
rendre la déglutition pénible. Les liquides glissent quelquefois sur les bords et tombent dans le larynx. Le fil
provoque la salivation. On l'a aussi accusé de devenir le
conducteur de microbes : ce serait un chemin où circule-

raient les streptocoques portant l'infection du dehors au dedans. Enfin, malgré une surveillance méticuleuse, l'enfant peut lui-même tirer sur le fil, l'extraire en secouant sa tête sur l'oreiller, le couper entre ses dents ; la garde-infirmière peut le mobiliser par inadvertance : nouvelles menaces d'asphyxie.

Les avantages que procure la conservation du fil sont trop minimes pour trancher une question si importante. L'ablation du tube est rendue facile et rapide, sa déglutition impossible ; le premier venu l'enlève en cas d'obstruction. A propos des accidents, nous discuterons toutes ces objections en démontrant combien elles sont vaines. Les Américains, les Italiens retirent le fil ; à la Charité, on suit leur exemple.

b) *Extraction.* — L'enfant est placé comme pour l'intubation, mais ici la tête est maintenue parfaitement droite. Suivant le conseil de M. Rabot, il paraît préférable de laisser le patient dans son lit dépouillé de tout oreiller : l'immobilisation est plus parfaite, l'opération semble plus facile. Si le lit se trouve un peu bas, soit dit par anticipation, par le seul fait de la situation du malade, le médecin après l'engagement des branches dans la lumière du tube relève de lui-même et malgré lui le manche de l'instrument.

L'opérateur a mis l'ouvre-bouche en position. Son index gauche va reconnaître derrière l'épiglotte la tête du tube dont il sentira le rebord. La main droite armée de la pince la dirige comme l'introducteur en lui faisant suivre la face palmaire de l'index gauche. La pointe de l'extracteur arrive ainsi sur la pulpe du doigt. A ce moment, le manche est vivement relevé, de vertical devient horizontal. Massei compare cette manœuvre au tour du maître pratiqué dans le cathétérisme de l'urètre ; ce rapprochement ne saurait convenir au cathétérisme du larynx. Si la pince n'a pas abandonné son guide, son extrémité tombera dans le tube.

Sous l'influence des déglutitions successives que fait l'enfant, l'organe vocal monte, descend. Sa course, parfois rapide, paraît désordonnée. Cette mobilité qui offre déjà des obstacles à l'intubation suscite souvent dans l'extraction de véritables difficultés. Pendant ces mouvements le tube pénètre de lui-même sur la pointe de l'extracteur, puis s'en dégage. On comprend qu'il ne soit pas facile de saisir le moment précis où l'on doit appuyer sur le ressort.

Il est nécessaire de se tenir sur la ligne médiane, de soulever le plus possible la poignée de l'instrument. L'oubli de ces détails est la cause fréquente de nombreux échecs. Si le manche est bien horizontal, l'extrémité s'engagera profondément dans la lumière du tube, et d'autant mieux que la pression sera plus douce. La main ne fera point d'effort, soutiendra simplement l'extracteur.

L'opérateur a la sensation nette que les mors ont pénétré dans le tube. Il appuie sur le ressort pour déterminer leur écartement. Il entraîne le tube hors du larynx, le conduit hors de la bouche par un mouvement de traction en sens inverse de celui qui a procédé à l'intromission. Pendant ce parcours, il l'accompagnera en le soutenant avec l'index gauche et pressera fortement sur le levier, afin que la pince ne dérape pas.

Une des causes de la difficulté de l'extraction tient à ce que l'opérateur trop occupé à faire cheminer l'extracteur hors de la bouche ne presse plus assez sur le ressort :

les pointes n'exercent plus une pression suffisante dans le tube et si les cordes vocalès se resserrent l'extracteur dérape et le tube reste en place.

Le doigtier rend des services incontestables. Il gêne sans doute notre action, mais on s'habituera à le porter. On veillera à ne pas le heurter contre les dents on évitera ainsi sa chute dans la bouche et le gosier.

Quelques praticiens américains emploient systématiquement l'anesthésie générale dans l'intubation. Ce procédé peut procurer des bénéfices en présence d'un malade indocile ; il est indiqué dans certaines circonstances que nous déterminerons. Mais d'une manière générale, il est inutile et dangereux.

c) *Quand doit-on pratiquer l'intubation ?* — Nous énoncerons la règle de conduite suivie à la Charité. Tous les médecins sont à peu près d'un avis unanime dans le choix du moment où il est le plus opportun d'intervenir : on opère dès que l'air éprouve des difficultés à circuler librement dans les canaux respiratoires. A cette phase du croup la gêne de la respiration est apparente ; la dyspnée commence à s'établir, elle ira bientôt jusqu'à la suffocation. On fait l'intubation à l'instant où la trachéotomie est indiquée : au début de la période asphyxique. Les chances de succès seront d'autant plus grandes qu'on l'aura pratiquée plus tôt. Peut-être serait-il bon de se servir d'un numéroinférieur à celui correspondant à l'âge du malade ?

Les inconvénients présentés par l'*opération in extremis* sont à peu près identiques à ceux de la trachéotomie. Quelques avantages en cette occurence paraissent pourtant dévolus à la méthode d'O'Dwyer.

Quelquefois le médecin est appelé auprès d'un enfant

en état d'asphyxie imminente. Il ignore la cause de l'affection. Il doit agir coûte que coûte, car le temps presse. Il aura souvent à se louer de cette conduite. Il aura arraché le malade à une mort certaine, évité une intervention sanglante avec ses conséquences fâcheuses. Dans ces cas l'intubation affirmera sa puissance. Parfois elle aura de plus permis au praticien de diagnostiquer une maladie relativement bénigne, comme la laryngite striduleuse, un spasme glottique passager, une affection laryngée de pronostic peu grave.

Nous connaissons en outre beaucoup de faits de résurrection après le tubage. L'enfant ne reprend que peu à peu la vigueur nécessaire à l'expulsion des fausses membranes. Mais après la trachéotomie le choc est plus violent, l'épuisement plus intense et le relèvement vital ne paraît pas plus rapide.

§ 3. — AVANTAGES ET INCONVÉNIENTS
DES INSTRUMENTS D'O'DWYER.

Les instruments d'O'Dwyer sont-ils bien appropriés à l'idée que l'on se fait de l'intubation ? N'offrent-ils pas des désavantages susceptibles d'en faire modifier la structure générale, les différentes pièces ? Certains détails de la construction ne suscitent-ils pas dans la technique des inconvénients ? Ne sont-ils pas la cause d'accidents ? Cette question mérite quelque développement.

Et d'abord, qu'est-ce que l'intubation ? Par elle nous nous proposons de rétablir la perméabilité normale d'un

orifice, d'un conduit obstrués ou rétrécis. C'est le cathétérisme du larynx. En principe, nous traitons de la même
façon l'atrésie de l'urètre, des voies lacrymales, l'occlusion de la trompe d'Eustache. Mais les différents appareils
utilisés dans chacune de ces manœuvres varient dans leur
constitution suivant la fonction dévolue à l'organe auquel
on s'adresse. Le cathétérisme laryngien présente des
manœuvres complexes ; l'instrumentation sera des plus
complexes aussi. Si quelques règles générales lui sont
communes avec les autres cathétérismes, certains détails
lui sont bien particuliers. La considération majeure qu'il
importe de ne pas perdre de vue est l'état incessant de
spasme de l'ouverture glottique, état qui nécessitera dans
la technique des exigences spéciales, exigences ayant
encore en vue la possibilité de l'existence de membranes
flottantes.

L'instrument d'O'Dwyer s'adapte parfaitement aux
coudes formés par la bouche, la langue, le larynx. Si l'on
étudie sur une coupe verticale de la tête et du cou l'orientation de ce conduit bucco-laryngien, on voit que l'on peut
superposer à ce canal le porte-tube : leurs courbures sont
égales. De même, dans les cathéters métalliques uré-
traux, cette courbure est en harmonie avec celle de l'organe. Aussi les auteurs qui ont modifié les courbures de
l'introducteur, ou qui, se passant de celui-ci, ont voulu
utiliser le seul extracteur, loin d'ajouter à l'opération des
avantages, n'y ont apporté que des inconvénients.

Quelques-uns, pour permettre à l'air de circuler librement pendant les manœuvres, ont rejeté le mandrin et
modifié le porte-tube. Ils sont passibles des mêmes reproches. Les cathéters d'une façon générale sont fermés à

leur extrémité. Le speculum de Fergusson, la sonde d'Itard font exception à cette règle : mais le Fergusson, mal commode, est délaissé là où le vaginisme offre des obstacles même peu considérables et la sonde d'Itard présente une ouverture terminale parce que l'orifice de la trompe n'a pas de sphincter et partant ne réagit pas sous forme de spasme, parce que les parois de cette trompe sont serrées et rigides et que l'extrémité de l'instrument ne pénètre jamais jusque dans l'oreille moyenne. Avec l'obturateur la course du tube devient légère, l'introduction plus facile. Le spasme laryngé semble moindre et la douleur minime. Ainsi, lorsque l'embout n'existe pas, l'enfant fait toujours une grimace douloureuse, comme convulsive, phénomène bien remarqué par ceux qui assistent à l'opération.

Sans mandrin on peut détacher les fausses membranes, en introduire dans la lumière des débris mêlés à des mucosités ; on peut refouler les placards fibrineux. Ainsi on n'aura souvent mis en place qu'un tube obstrué.

Observation due a l'obligeance de M. Rabot

Me trouvant près d'un enfant affecté de croup et craignant de n'avoir pas le temps d'aller chercher le porte-tube, je plaçai un tube sur l'extracteur modifié de Weis et fis l'opération le tube ouvert. La manœuvre fut d'une exécution facile et le tube en place immédiatement. L'enfant se cyanosa alors bien davantage et, malgré les plus grands efforts, la respiration ne put arriver à s'établir. Je tirai sur le fil et enlevai le tube. Arrivé hors de la bouche, ce dernier montrait à son extrémité une longue fausse membrane dont la partie inférieure reposait sur les lèvres. Il avait donc été bouché au moment même de son introduction et je n'avais fait qu'étouffer l'enfant. Je le laissai reposer, mais la sténose persistant, je fis de nouvelles tentatives, et ce ne fut qu'à la quatrième reprise que je pus réussir, tant le spasme était violent.

Cette observation se passe de commentaires; je n'ajouterai qu'une réflexion, c'est que, si j'avais eu affaire à une diphtérie toxique grave, l'enfant me restait dans les mains. Il succomba du reste huit heures plus tard.

On a reproché à l'embout d'obturer complètement la lumière du tube, d'empêcher l'air d'arriver dans le larynx pendant le cathétérisme, d'accroître par conséquent l'asphyxie. Mais l'introduction proprement dite ne commence qu'au moment où l'on franchit la glotte ; elle se termine à l'instant où l'on retire le mandrin. Sa durée est bien éphémère. Sans doute, si les interventions deviennent longues, répétées, on doit redouter les dangers d'asphyxie. Mais ce péril n'est point suscité par l'obturation du tube ; sa cause réside dans le spasme du larynx dû lui-même à ces manœuvres. Il augmente par elles.

Le mandrin détermine en quelque sorte un point de répère dans l'intubation. Il indique à quel lieu de son parcours se trouve l'extrémité du tube. Avec un tube creux, aussitôt que l'on est sur les cordes vocales, la respiration se rétablit ; on croit le tube arrivé au terme de sa course, on le déclenche et, comme il était encore mal fixé, comme sa pénétration n'était qu'apparente, il bascule hors du larynx. « Il est important, écrit Bonain, de ne libérer le mandrin qu'une fois le tube complètement introduit jusqu'à la rencontre des cordes vocales ; car de cette façon l'intérieur du tube se trouve absolument libre au moment où, le mandrin rapidement extrait, se produit la première inspiration. Il semble donc que ce soit une erreur qu'ont

commise ceux qui ont supprimé le mandrin dans un but
de simplification et pour laisser libre le passage de l'air
pendant l'introduction. Cette modification n'a guère sa
raison d'être vu la rapidité avec laquelle doit se faire l'intubation. »

O'Dwyer formule les mêmes réserves : « Schweigert de
Vienne, dit-il, a construit une pince qui sert tout à la
fois de porte-tube et d'extracteur. Comme extracteur, il
n'est certainement pas supérieur à l'instrument original
fait dans ce but et comme introducteur, son emploi n'est
pas seulement dangereux, mais cruel. Il laisse ouverte
l'extrémité terminale du tube, ce qui occasionne une violente douleur en passant à travers la fente glottique et
blesse les tissus. S'il existe une fausse membrane, elle
peut être détachée; la lumière du tube se trouve ainsi
bouchée avant que ce tube ne soit en place. Tout au début
de mes expériences sur l'intubation, s'est montrée, d'une
façon évidente, l'absolue nécessité d'un guide ou d'un
objet qui ferme l'extrémité inférieure du tube et le trans-
forme en une sonde mousse lorsqu'il est ajusté. Donc,
oute tentative pour éviter cette importante disposition est
n pas en arrière ou une tentative qui a déjà été faite. »

Ainsi encore l'introducteur tubulé d'Egidi ne paraît
pas devoir réaliser de grands bénéfices, pour ces mêmes
raisons. Les praticiens ne l'ont pas adopté.

En outre, d'autres médecins ont taillé en biseau la
partie inférieure du tube. Mais une extrémité aiguë
décollera facilement les fausses membranes, se glissera
sans peine entre elles et la muqueuse, provoquera des
lésions du larynx. D'ailleurs l'introduction de ces tubes
ne s'effectue pas sans embarras : la sténose est accrue.

De même, dans le cathétérisme urétral, par suite du spasme plus violent du sphincter membraneux, les petits mandrins à bout effilé provoquent des désagréments.

Quelques auteurs ont modifié la forme générale du tube. Ces transformations sont pour la plupart malheureuses. La partie supérieure du tube s'adapte parfaitement à l'épiglotte, la partie inférieure de son renflement correspond au cartilage cricoïde, le reste du tube est dans la trachée.

Les parois internes sont lisses, polies, disposition favorable au libre cours des mucosités et des fausses membranes.

L'introducteur, il faut l'avouer, est un instrument compliqué, d'où la nécessité de soins plus méticuleux dans la désinfection. Mais chacune de ses pièces est sinon indispensable, du moins très utile. Un accident survenu au service des diphtériques contribuera à le prouver. Un choc brisa le ressort à griffes du porte-tube. M. Rabot pratiqua l'intubation avec la même facilité en se servant de l'index gauche pour déclancher. Plusieurs élèves l'imitèrent et depuis lors à la Charité l'on sait se passer du ressort. Galatti l'a retranché systématiquement. O'Dwyer avait prévu ce cas. Lorsqu'on fait descendre le tube à l'aide du doigt, on lui imprime une secousse un peu brusque, un peu violente, quelque habileté que l'on apporte à la manœuvre. Le ressort, au contraire, bien qu'il puisse s'user et ne pas remplir ses fonctions, communique au tube une pression douce et soutenue. Avec lui on aura moins de chances d'érailler la muqueuse, d'ulcérer un organe enflammé et partant très fragile.

Malgré les éloges que nous devons décerner à O'Dwyer,

il nous paraît que l'extracteur offre un inconvénient sensible. Le poids en réside pour ainsi dire tout entier à la pointe, le maniement semble défectueux, l'instrument pivote mal dans la main. Les branches terminales sont grosses, lourdes, ne peuvent pénétrer profondément dans la lumière du tube. Les mors, en bec de canard, n'agissent excentriquement que sur un point ; ils présentent une longueur de 2 centimètres. O'Dwyer n'a pas voulu les effiler, les étirer, craignant probablement de refouler des mucosités ou des pseudo-membranes situées dans le tube et de provoquer ainsi des accidents consécutifs. La pratique ne saurait justifier cette crainte : l'extraction est en effet très rapide ; en admettant même qu'on ait refoulé des fausses membranes, la toux les expulse aussitôt après l'ablation du tube.

L'extracteur de Weis, représenté dans le livre de Lennox Brown, pare en partie à ce danger. Mais l'un des mors dépasse l'autre d'un centimètre. Sa construction repose sur le même principe. Cette prévoyance un peu trop grande semble être en partie la cause des échecs fréquents que l'on a dans l'extraction du tube. Il ne faut pas oublier que sous l'influence des déglutitions successives le larynx a des mouvements d'ascension et de descente ; ces mouvements sont plus violents chez les enfants de cinq à six ans, forts et vigoureux, que chez les enfants de deux à trois ans. Le déplacement maximum est de 3 à 4 centimètres. On se rappellera aussi que la glotte se trouve d'autant plus éloignée de l'arcade dentaire que le malade est plus âgé. Avec l'extracteur dont un centimètre à peine s'engage dans la lumière, si le larynx est fortement abaissé, l'on ne pourra soulever le tube parce qu'une petite partie de la pointe sera seule en contact avec le métal. Ce contact ne se présente pas assez puissant, car à ce moment la sténose redouble. Si au contraire les branches ont pénétré de plus d'un centimètre dans la cavité, les mouvements du larynx ne sont pas tels que l'extrémité de la pince ne soit encore à même de permettre l'extraction. Aussi M. Rabot a-t-il modifié l'appareil de Weis en retranchant la partie renflée qui dépassait d'un centimètre. Ce nouvel instrument, léger, d'un poids bien réparti, possède des branches longues et fines qui s'adaptent mieux à l'encoche du tube, s'avancent plus profondément dans sa lumière. Les mors s'écartent parallèllement; la prise est meilleure, l'extracteur ne dérape pas.

L'orifice du tube est restreint; dans le larynx on ne le perçoit souvent qu'après une recherche minutieuse et l'extrémité de l'instrument s'y engage avec peine. Pour obvier à cet inconvénient, M. Rabot a évidé en cupule la tête du tube. La pénétration de la pince est encore facilitée par ce fait. Lorsque la pointe de l'extracteur aborde une partie quelconque de l'intérieur de cet entonnoir, si l'opérateur laisse l'instrument libre en ne le fixant pas par le manche, l'instrument par son propre poids pénètre de lui-même dans la cavité du tube : toute difficulté est vaincue.

L'évasement en cupule à première vue semble passible de graves reproches : il diminue le poids du tube, puis faciliterait l'introduction de parcelles alimentaires dans la lumière. On évite la première objection en construisant un tube un peu plus long ; quant à la deuxième, nous la discuterons d'une façon toute spéciale dans le cours de ce travail.

Malgré ces changements l'instrumentation d'O'Dwyer reste une. Accoutumé à se servir de la pince de Weis transformée, M. Rabot a délaissé pendant quelque temps celle du docteur américain. Il reconnaît néanmoins que l'extracteur d' O'Dwyer rend certainement de grands services; il l'apprécie à sa juste valeur et ne manque pas de l'utiliser de temps à autre.

Ainsi l'instrument d'O'Dwyer, fort ingénieux et fort commode, convient le mieux aux conditions que doit réaliser un cathéter laryngien destiné à combattre la sténose croupale. Les avantages des transformations qu'il a subies ne sont qu'apparents. O'Dwyer a étudié sa méthode avec un soin méticuleux. Il a expérimenté de nombreux modèles et les modifications apportées par les différents auteurs ne font la plupart du temps que reproduire un défaut déjà corrigé par O'Dwyer lui-même.

CHAPITRE II

Inconvénients et accidents
pendant l'introduction du tube

§ 1. — Des difficultés de l'introduction

Après l'examen de nos observations, on est étonné de la fréquence des cas où les essais d'intubation restèrent vains et où l'opération ne fut menée à bien qu'après des tentatives répétées et laborieuses. Essayons de déterminer la cause de ces échecs. Etudions les faits qui nous présentent ces difficultés.

L'opérateur, l'opéré lui-même contribuent à susciter ces inconvénients.

L'expérience ici encore est la meilleure école où le médecin recevra son enseignement. Sans doute il arrivera à des débutants de cathétériser le larynx au premier essai. Mais le hasard seul les favorisera dans ces circonstances. Tels que nous avions vu réussir au commencement, éprouvèrent dans la suite des obstacles insurmontables. Après une interruption de pratique de plusieurs mois, d'excellents opérateurs eurent des embarras sérieux. Si des qualités générales comme l'adresse, le sang-froid sont utiles au médecin en pareille occurence, l'habitude d'opérer lui est encore plus nécessaire. Il doit pour ainsi dire se familiariser avec les instrumeuts d'O'Dwyer. Quelques qualités spéciales lui procureront de réels avantages : un doigt long lui sera d'un secours puissant ; une très grande sensibilité de la pulpe digitale l'aidera beaucoup pour la recherche du larynx. Ces particularités rendent aussi des services à un accoucheur.

Si dans la littérature médicale nous recherchons l'appréciation des auteurs sur la méthode américaine, nous remarquons : d'abord des enthousiastes qui, secondés par une dextérité naturelle, eurent des débuts heureux et ne furent pas arrêtés dans la suite par de graves difficultés; ces privilégiés ne se présentent pas en grand nombre. Quelques-uns, détracteurs absolus, de parti pris ne veulent même point connaître l'opération ou n'ont pas persisté à la pratiquer après des échecs antérieurs. D'autres enfin, malheureux les premières fois, n'ont dû leurs succès qu'à la persévérance et surtout à l'expérience qui y est attachée. Massei en 1887 rejetait l'intubation comme susceptible d'amener de grands dangers et parce qu'elle n'était pas toujours praticable. Aujourd'hui, il ne tarit pas d'éloges sur elle. En 1891, après trois essais infructueux, M. Rabot écrivait : « J'aime peu cette opération d'aveugle : la trachéotomie a au moins l'avantage de laisser voir et toucher ce qui se fait... etc. » Jusqu'en 1892, il délaissa l'intubation. Pris de remords, il s'adonna à cette étude. Actuellement il ne pratique plus la trachéotomie que dans des occasions extraordinaires, mais déterminées.

Parfois cependant, quelque habileté que l'on ait, quelque soin que l'on apporte à bien manœuvrer les instruments, on se heurte à des obstacles inhérents au malade lui-même.

Certains enfants ont une cavité buccale petite, profonde, avec une voûte palatine basse. L'augmentation du volume des amygdales limite notre action. Rarement le larynx est congénitalement rétréci. Par suite d'une conformation spéciale il peut se trouver très éloigné. On comprend qu'il sera plus aisé d'intuber un malade de deux à cinq ans qu'un sujet de huit à douze. Il faut considérer aussi l'état des parties laryngées, l'œdème de l'épiglotte, des replis arythéno-épiglottiques. Massei relate les détails d'une opération où il dut prolonger ses efforts ; après avoir intubé non sans peine, il vit sortir du sang et du pus par la bouche : il avait ouvert un abcès endolaryngé, complication rare dans la diphtérie.

Dans toutes ces circonstances on ne retirerait aucun fruit de l'emploi du laryngoscope. Les mucosités qui s'échappent des voies respiratoires et encombrent la bouche et le pharynx ne permettent pas de s'en servir. Le fait est constant chez les enfants.

Mais l'obstacle que l'on rencontre le plus souvent, qui paralyse le plus fréquemment nos moyens, est la sténose laryngée.

a) *Impossibilité d'introduction par suite du spasme.* Chez plusieurs de nos malades, au moment de l'attouchement du larynx la respiration s'arrête, la tête se porte en arrière, les yeux se convulsent, la face pâlit, puis se cyanose, les épaules se soulèvent pour échapper à l'opérateur. Cependant la poitrine reste fermée à l'air. On sent au-dessous du doigt et du tube un entonnoir rigide. La glotte offre une résistance infranchissable. Le spectacle est angoissant. On s'arrête : le poumon se remplit tout à coup, la respiration se rétablit rapide, la cyanose diminue. Mais aussitôt que l'on tente de nouvelles manœuvres, les mêmes phénomènes asphyxiques se présentent, plus menaçants encore.

Obs. 2. — P... Louis-Antoine, cinq ans et demi, entre le 12 juin 1890, en pleine éruption de rougeole. Sténose laryngée prononcée. Plusieurs tentatives de tubage restées infructueuses. L'anesthésie au chloroforme ne résout pas le spasme et ne permet pas davantage l'introduction du tube. L'asphyxie devient menaçante six heures après. La trachéotomie est jugée nécessaire. Pendant l'opération l'enfant succombe à une syncope attribuée au chloroforme.

Obs. 7. — G... Jules, entre le 11 juillet 1892 avec angine et croup diphtériques. Le tirage est considérable. A trois reprises, on tente vainement le tubage, à cause du spasme glottique. La trachéotomie s'impose. Le malade meurt le 28 juillet de broncho-pneumonie.

Obs. 9. — E... Raphaël, quatre ans, entre le 20 novembre 1892 avec coryza, angine et croup diphtéritiques. Tirage accentué. Plusieurs tentatives infructueuses d'intubation, à cause de la sténose. Trachéotomie. Mort le 22 novembre à la suite de broncho-pneumonie.

Obs. 8. — P... Joannès, treize ans, entre le 22 février 1894, avec du coryza, de l'angine, du croup diphtéritiques. On essaye le tubage ; on ne peut arriver à passer le tube. Le spasme glottique

est violent et le malade est en imminence d'éclampsie. La trachéotomie n'améliore pas l'état de l'enfant, qui est bientôt pris de convulsions et meurt le 23 février.

Obs. 106. — C... Jean-Baptiste, trois ans et demi, entre le
5 juin 1894, avec une angine datant de quatre jours et du tirage
survenu le jour de son admission. Sans sortir l'enfant de son lit,
on fait deux tentatives de tubage qui restent absolument sans
résultat. Ces manifestations ne font qu'augmenter la dyspnée.
L'enfant bleuit, ses yeux se convulsent. On le fait asseoir sur une
chaise et l'on fait une troisième tentative. Le tube ne pénètre pas.
On est certain d'avoir déterminé d'une façon très nette l'orifice
glottique. L'épiglotte est tuméfiée surtout à sa partie médiane. Les
cartilages arythénoïdes se sentent aussi bien qu'à l'ordinaire.
On fait consécutivement la trachéotomie. L'enfant sort guéri le
12 juillet.

Obs. 107. — D... Jeanne, trois ans, entre le 10 juin 1894 avec
angine et croup diphtériques. Essais infructueux de tubage :
trachéotomie. Morte de broncho-pneumonie le 13 juin 1894.

Obs. 122. — A... Virginie, deux ans, entre le 5 octobre 1894
avec angine et croup diphtériques. Tirage. Essais infructueux de
tubage. Après deux tentatives l'enfant est ramenée dans son lit,
asphyxiant. Six heures après, convulsions et mort.

Obs. 150. — M... Antonia, onze ans, entre le 20 décembre 1894
avec angine et croup diphtériques. Tirage. Aussitôt après son
admission, on lui fait une injection de sérum de Roux, qui sera de
nouveau pratiquée le 22 décembre. On essaye l'intubation. Bien
que le tube soit nettement à l'orifice du larynx, on ne peut arriver
à pénétrer. L'asphyxie commençante est exagérée par le tubage.
Trachéotomie. Meurt chez ses parents de broncho-pneumonie.

A quoi est due cette contracture invincible ?
La physiologie nous apprend combien diffère chez les

sujets la sensibilité du larynx. Les uns sont à peine impressionnés par des attouchements énergiques. D'autres ne peuvent supporter le moindre contact et réagissent par un spasme glottique violent. Les mêmes réactions existent chez les malades. Mais cette convulsion localisée réflexe paraît surtout chez les enfants nerveux, anémiques, cachectiques. Le rachitisme y prédispose plus particulièrement, à tel point que les auteurs allemands voulant insister sur l'importance de ce signe font de la sténose laryngée un symptôme de rachitisme, faits que ne signalent même pas les écrivains français. Peut-être certaines constitutions pathologiques comme l'œdème laryngé, favoriseraient-elles aussi le développement de cette complication. Toujours est-il que dans une des observations précédentes fut notée la tuméfaction et l'augmentation de volume de l'épiglotte.

Dans ces cas, les essais répétés d'introduction ne font que prolonger une asphyxie déjà dangereuse. Nous disposons d'une seule ressource pour mettre un terme à ce péril : la trachéotomie. On pourrait recourir à l'anesthésie locale à la cocaïne, à l'anesthésie générale à l'éther ou au chloroforme. Mais ces moyens restent souvent infidèles et, comme le temps presse, il faut agir le plus tôt possible avec le bistouri.

b) *Difficultés de l'introduction par suite du spasme.* — Rares sont les cas où l'obstacle se présente insurmontable. Ordinairement la sténose cède et le cathétérisme peut se pratiquer.

Parfois le spasme ne survient qu'à l'occasion d'une deuxième, troisième intubation, la première et la suivante ayant été faciles.

Obs. 123. — R... Charles, deux ans et demi, entre le 8 octobre 1894. Angine et croup diphtériques. Intubation le 8 octobre.

Le 1er octobre, on enlève le tube : la dyspnée revient; on fait alors trois tentatives de tubage sans résultat : la cyanose s'accentue. On laisse reposer l'enfant pendant une heure et une autre tentative est couronnée de succès.

Le 15 octobre, état général mauvais. $\theta = 40$ degrés. Cou proconsulaire. La dyspnée réapparaît. Mort le 16 octobre.

Autopsie : bronchite pseudo-membraneuse.

Obs. 24. — T... Marie, deux ans, entre le 28 avril 1893 avec du tirage, de la cyanose. L'intubation ne réussit qu'à la sixième tentative. Le 29, l'enfant coupe le fil avec les dents. Meurt le 30 de diphtérie hypertoxique.

Obs. 130. — F... Mathilde, quatre ans, entre le 29 octobre 1894 en état d'asphyxie. Le tubage, par suite du spasme laryngé, exige deux reprises. Amélioration dans la journée. Douze heures après, crises convulsives et mort.

Obs. 148. — M... Marie, quatre ans, entre le 18 décembre 1894 avec angine et croup diphtéritiques. Intubation le 18 décembre. Injection de sérum de Behring le 18, de Roux le 24. Le 22, extraction du tube : deux heures après, accès de suffocation. On essaye deux fois le tubage, mais vainement. Trois heures après, nouvelle tentative, après inhalations de chloroforme, suivie de succès. Le 24, après ablation du tube, deux tentatives infructueuses d'intubation. L'asphyxie progresse, le spasme se résout, l'opération se fait. Sort guérie le 2 février 1895.

Obs. 151. — V... Antoine, deux ans, entre le 22 décembre 1894. Angine, croup, tirage. Injection de sérum le 22. Intubation le 22. Extraction du tube le 27. Quatre heures après, le tirage revient et l'intubation ne réussit qu'après de nombreux efforts. Guéri le 8 février 1895.

Obs. 166. — H... Georges, deux ans, entre le 21 décembre.

Angine, croup, tirage, asphyxie. L'intubation est difficile ; malgré un attouchement de la gorge à la cocaïne, on ne peut vaincre le spasme laryngé, qui se résout après quelques inhalations de chloroforme. Injection de sérum de Roux le 21. Le 25, le tube est extrait difficilement. Deux heures après, asphyxie et nouvelle intubation. Le 28, ablation définitive du tube. Guérison le 21 mars 1895.

Obs. 174. — B... Léopold, deux ans et demi, entre le 10 février 1895 avec croup, angine, coryza. Injection du sérum d'Arloing le 10. Le 11, intubation : elle ne réussit qu'à la deuxième tentative. Epiglotte tuméfiée.

La sténose est d'autant plus forte, plus durable que les manœuvres ont été plus prolongées. « Je ne connais pas en chirurgie, écrit Dillon Brown, d'opération plus brutale et déterminant un choc plus considérable que l'intubation faite par un opérateur inexpérimenté. A chaque tentative infructueuse l'enfant se cyanose et se refroidit davantage ; le visage et le vêtement du médecin sont souillés de sang et, à moins d'un sang-froid peu commun, celui-ci perd ses moyens et cause de sérieuses lésions du larynx. » Les détails de ce tableau, quoique trop accentués, exagérés, indiquent bien au médecin sa conduite.

Pendant l'introduction on sent sous le doigt comme un entonnoir rigide. Le tube se trouvant à ce moment à l'orifice glottique éprouve des difficultés à le franchir ; l'effort de l'opérateur, la contracture des muscles vocaux le maintiennent parfaitement vertical et si on libère le mandrin à cet instant le tube bascule et tombe dans la cavité pharyngienne. Parfois grâce au spasme la pénétration est imparfaite, incomplète : le tube. étroitement pressé, occupe déjà une partie du canal laryngé et si l'on déclenche trop tôt a lieu le même accident.

Il est absolument nécessaire de laisser reposer le petit malade. Le succès sera le prix d'une demi-heure, d'une heure ou plus d'attente.

Les badigeonnages à la cocaïne permettent quelquefois de vaincre le spasme. Mais leur action n'est pas toujours efficace.

Les inhalations chloroformiques rendent souvent des services ; cependant, outre les dangers qu'elles peuvent présenter, elles restent parfois infidèles. Ainsi M. Rabot a enregistré deux observations où le spasme persista même pendant une anesthésie générale profonde et rendit l'intubation impraticable. Nous avons déjà exposé l'une de ces observations. Voici l'autre relatée : L'enfant est amené à 9 heures du matin avec du croup, du tirage. Il est en état d'asphyxie. A ce moment tous les essais du cathétérisme sont vains. On abandonne toute action. A 10 heures, la cyanose a augmenté, le malade a perdu ses forces, il est incapable de résister, sa sensibilité est très émoussée. Le tube est introduit sans le moindre effort. L'état général s'améliore. La guérison définitive a lieu quinze jours après.

« Le chloroforme, dit Paul Bert, paraît, chose singulière, n'agir que médiocrement sur les nerfs avec les extrémités desquels il est cependant en contact intime. »

Ainsi le repos combat le spasme. L'enfant suffoquait. Pendant le repos l'asphyxie continue, marche à pas lents. Au bout d'un certain temps, le toucher nous démontre que le spasme a disparu. Qu'est-il advenu ? La physiologie, la clinique nous apprennent qu'à une période déterminée de l'asphyxie, la sensibilité générale s'affaiblit ; elle finit bientôt par s'évanouir. Souvent il n'est nul besoin d'anesthésie pour pratiquer la trachéotomie dans le croup : le petit malade est insensible. De même pendant l'asphyxie la sensibilité du larynx s'émousse, l'excitabilité nerveuse s'éteint, le spasme se résout. L'asphyxie seule reste maître de la sténose. C'est dans ces circonstances qu'il s'agit de savoir opérer avec rapidité et justesse ! La maladresse du médecin peut être fatale pour l'enfant. Il faut que le praticien sache discerner le moment où l'asphyxie a suffisamment progressé pour dénouer la contracture glottique et n'est pourtant pas assez avancée pour mettre en péril la vie du patient. Il est heureux de constater que ces conditions désavantageuses s'offrent exceptionnellement. Une heure, deux heures de repos permettront de tenter l'opération avec fruit. Des inhalations d'oxygène seront dans la suite d'un grand secours.

Quelques médecins, après avoir laissé reposer leurs malades, en face d'une sténose rebelle, virent celle-ci prendre fin sous l'influence du choroforme ou de l'éther. En pareille occurrence il est très probable qu'ils furent surtout secondés par l'asphyxie.

Dans les cas d'obstacle infranchissable, l'enfant asphyxie, le spasme ne disparaît point, le repos est sans action. Ici l'asphyxie est survenue brusque, rapide et l'insensibilité du larynx n'a pas encore eu le temps de se produire ; le danger est imminent : l'intervention sanglante s'impose. Au contraire quand l'asphyxie s'établit progressivement, elle fait son travail lentement, mais sûrement ; la résolution de la sténose ne tarde pas à s'effectuer.

§ 2. — Convulsions

Parfois les convulsions ne demeurent pas localisées à la glotte seule, elles se généralisent, elles envahissent tous les muscles de l'organisme.

Aucun auteur n'a encore signalé cette complication comme relevant du tubage. Nous en avons enregistré quatre cas dans le service de la Charité.

Obs. 93. — B... Cérès, cinq ans, entre le 6 avril 1894 avec angine et croup diphtéritiques. Voir « Rejet du tube ».

Obs. 20. — B... Louis, quatre ans, entre le 21 mars 1893 avec angine et croup. Aussitôt après l'introduction du tube, crises convulsives. Le lendemain elles ont disparu. Le 23 avril, les convulsions s'établissent de nouveau et l'enfant meurt. La température était de 40°8.

Obs. 33. — R... Jeanne, deux ans et demi, entre le 22 juin 1893 avec une angine et croup diphtériques; tirage. Intubation le 24. Pendant le tubage, sténose du larynx. Après deux essais, le tube est placé, mais le malade prend aussitôt des convulsions, de la cyanose de la face. Respiration artificielle. Meurt onze heures après d'asphyxie et de diphtérie hypertoxique.

Obs. 104. — F... Joseph, trois ans, entre le 22 mai 1894. Angine et croup diphtériques, tirage. Au début, trois tentatives de tubage échouent, pendant lesquelles l'enfant prend des convulsions. On laisse reposer le malade dix minutes. Puis de nouvelles tentatives sont faites par un autre opérateur : nouvelles crises de convulsions. Une heure après, nouvelles tentatives, sans résultat : convulsions. On parvient manifestement à déterminer l'ouverture glottique, mais la pointe de l'obturateur n'arrive pas à franchir les cordes vocales très resserrées. Lors de la première tentative de tubage, l'enfant avait craché une petite fausse membrane. Trachéotomie sous chloroforme. $\theta = 40$ degrés. Mort le 24 mai de broncho-pneumonie.

Au moment de l'intubation, la respiration s'arrête ; la face devient violacée, vultueuse, le regard fixe. Le globe oculaire est bientôt agité de mouvements saccadés dans le sens vertical, puis est entraîné dans des mouvements désordonnés. Les muscles du visage entrent en contraction. Les commissures secouées sont baignées de mucosités mousseuses. La tête se porte en arrière. Les avant-bras, les mains se fléchissent, s'étendent, se convulsent.

Ces convulsions semblent se montrer sous la dépendance d'un état anormal du système nerveux général. Probablement nos malades étaient issus de parents nerveux et peut-être nerveux eux-mêmes. L'hyperthermie se présente sans doute comme une cause occasionnelle. Ne voit-on pas fréquemment la fièvre seule provoquer des convulsions ? La virulence de la maladie y contribue aussi. L'anémie, l'athrepsie, le rachitisme, l'asphyxie déjà existante, viendraient augmenter la prédisposition convulsive. Cependant la cause déterminante réside dans l'intubation elle-même qui agit par réflexe. Chez certains enfants, les convulsions surviennent après une piqûre, une plaie, une brûlure cutanée, parfois un simple vésicatoire.

Il faut aussi considérer l'âge de nos malades. Ils ont de trois à cinq ans. Peut-être observerait-on plus rarement cette complication à un âge plus avancé.

Quels sont les moyens que nous pouvons mettre en œuvre pour lutter contre ces accidents ? L'enfant suffoque, est cyanosé : la respiration artificielle donne d'excellents résultats. Si le malade est en danger de mort, la trachéotomie s'impose. On s'adressera ensuite à l'état général. La respiration artificielle agit par elle-même favorablement sur les convulsions. Mais on pourra ajouter à son action celle du chloroforme.

§ 3. — REFOULEMENT DES PSEUDO-MEMBRANES

Par deux fois, au début du cathétérisme, l'asphyxie subit une recrudescence. Tous les phénomènes s'effaçaient après le retrait du tube. Ces désordres provenaient du refoulement des fausses membranes par l'extrémité de l'introducteur.

OBS. 74. — V... Amédée, quatre ans, entre le 25 janvier 1894 avec angine, croup diphtériques ; asphyxie, tirage. Après un premier tubage, toux et expectoration de mucosités, de crachats purulents. Le 26, le tube est enlevé. Trois heures après, le tirage reparaît. Nouveau tubage. Le tube à peine en place, l'enfant est en apnée. On enlève le tube en tirant sur le fil ; alors rejet d'une première fausse membrane. On remet le tube et le malade rejette une deuxième fausse membrane. Dans la suite, à plusieurs reprises, on retire le tube et on l'introduit de nouveau. L'enfant sort guéri le 7 mars.

OBS. 91. — G... Joséphine, deux ans et demi, entre le 2 avril 1894 avec angine et croup diphtériques ; tirage. A la première intubation, l'enfant au lieu de se calmer asphyxie. On détube aussitôt et il crache une grosse fausse membrane représentant le moule de la trachée. On intube de nouveau. L'enfant meurt le 5 avril dans une crise convulsive. Autopsie : Broncho-pneumonie. Rien au larynx.

Consultons la littérature médicale sur la fréquence de cette complication.

En Italie, Massei et Egidi l'ont remarquée deux fois. En Espagne Ramon de la Sota y Lastra, en France Sevestre et Breton ne la signalent pas.

En Amérique, Fergusson et Vaughton, sur 143 opérés, enregistrent un cas où la trachéotomie secondaire fut jugée nécessaire. O'Dwyer et Dillon Brown n'ont jamais perdu de malade dans le cours de l'opération. Dans ses deux cents premières intubations, O'Dwyer n'a vu que deux fois survenir des symptômes d'asphyxie par refoulement des fausses membranes.

Galatti ne dit mot de cet accident.

Thiersch de Munich dut pratiquer 1 fois la trachéot. sur 31 obs.			
Ranke	— 2	—	65 —
Widerhofer de Vienne	— 1	—	42 —
Schweiger	— 2	—	70 —
Muralt de Zurich	— 1	—	74 —

Dans ce dernier cas, la trachéotomie ne fit pas disparaître l'asphyxie; le malade était *in extremis* au moment de l'opération. On constata à l'autopsie le refoulement des fausses membranes, de la bronchite diphtérique et de la broncho-pneumonie d'origine croupale.

Bokai sur cinq cent trente-huit intubations dans le croup n'a jamais eu de mort par refoulement des fausses membranes.

Dans toute la science, il n'existe qu'un cas de mort dû à cet accident et relaté par Schlatter.

Des vues théoriques pourraient faire considérer cette complication comme fréquente. Il n'en est rien. Pourquoi ?

Bokai en recherche la cause et établit les conclusions suivantes :

1° L'asphyxie ne provient pas toujours de la présence des fausses membranes, mais quelquefois d'une inflammation sous-glottique, comme l'a montré Rauchfuss.

2° L'extrémité inférieure du tube a ses bords arrondis, polis et si le mandrin, bien adapté, n'est pas libéré en franchissant la glotte, la possibilité du décollement des fausses membranes se présente exceptionnellement.

3° Il existe très rarement des fausses membranes épaisses, de très grandes dimensions, même dans les épidémies les plus malignes. Les fausses membranes de volume peu considérable passent facilement dans la lumière du tube et sont expectorées avec rapidité après l'extraction de ce dernier.

Si les fausses membranes naissent au-dessous des cordes vocales, le cathéter pénétrera facilement dans le canal pseudo-membraneux et quand l'exsudat fibrineux est fixé aux cordes vocales elles-mêmes, d'habitude il y adhère fortement, ainsi que le fait remarquer Birch-Hirschfeld, et le cathéter s'immiscera avec peine entre la fausse membrane et la muqueuse, si l'on apporte quelques soins à bien opérer.

On a rarement à déplorer un dénouement fâcheux. Après l'extraction du tube, le malade est ordinairement secoué par une toux opiniâtre ; l'expectoration d'une fausse membrane s'ensuit et tout danger a disparu.

Bokai cite deux cas où les fausses membranes expulsées mesuraient l'une 13 centimètres, l'autre 11 et reproduisaient parfaitement le dessin des voies aériennes, depuis le larynx à la bifurcation des bronches. Deux d'entre elles présentaient même des ramifications arborescentes qui occupaient dans le poumon des canaux bronchiques de troisième, quatrième, cinquième ordre.

Des tentatives répétées et maladroites ici encore semblent déterminer le refoulement des fausses membranes. Les opérateurs qui pratiquent le cathétérisme avec sûreté l'ont rarement enregistré, et cet accident survenu chez leurs malades n'est devenu fatal que dans des circonstances tout à fait exceptionnelles.

Si malgré les précautions les plus méticuleuses cette complication apparaissait, le retrait du tube épargnerait des conséquences fâcheuses. Une toux violente excite le malade. La pseudo-membrane est mobilisée et aussitôt chassée ; la dyspnée s'éteint.

La fausse membrane peut ne pas être rejetée immédiatement. On provoquera la toux par l'administration d'un peu d'alcool.

Si les phénomènes asphyxiques subsistent, semblent devenir menaçants, on fera la respiration artificielle et si l'amélioration n'est pas évidente, on n'hésitera pas : la trachéotomie reste notre dernière ressource.

Il est même des cas où la trachéotomie ne donne pas de meilleurs résultats. C'est qu'alors des fausses membranes flottantes dans la trachée sont encore adhérentes par leur extrémité inférieure. Dans deux cas de ce genre, M. Rabot n'ayant pas obtenu de soulagement fit la trachéotomie ; l'introduction de la canule déterminait des phénomènes d'asphyxie ; il plaça des canules de volume différent toujours avec le même insuccès. L'un des enfants, un petit garçon d'un an, mourut quarante-huit heures après la trachéotomie ; l'autre, une petite fille de cinq ans, mourut au bout de quarante-huit heures. Dans les deux cas l'autopsie montra les membranes adhérentes près de l'éperon des bronches et libres sur une large étendue à la partie supérieure de la trachée.

§ 4. — Syncope

Chez un de nos malades pendant les manœuvres d'intubation survient un accident redoutable. La cyanose s'efface. Une pâleur excessive se répand sur tout le corps du malade. Le visage est blanc, les lèvres se décolorent, les extrémités se refroidissent baignées par une sueur abondante et visqueuse. L'enfant a perdu connaissance, s'affaisse sur lui-même. Les membres sont en pleine résolution, le pouls et le cœur imperceptibles. On fait la respiration artificielle. Quelques minutes s'écoulent et le patient recouvre ses sens. C'est là le tableau de la syncope.

Obs. 131. — V... Jeanne, seize ans, entre le 27 octobre 1892 avec du croup. On fait l'intubation quatre heures après l'injection de sérum. Le tubage était difficile ; l'épiglotte était volumineuse. Le 9 novembre, l'oppression augmente. Le 10 novembre, on extrait le tube ; l'asphyxie s'établit peu après et exige une nouvelle introduction. Le 14 novembre, on enlève le tube ; deux heures après on est obligé de le remettre ; pendant ce temps l'enfant prend une syncope dont il est difficile de le sortir par la respiration artificielle. Le 18 novembre, l'enfant expulse le tube et meurt de broncho-pneumonie.

Les médecins qui se sont occupés de l'intubation ont rarement enregistré cette complication. La mort ne s'ensuivit jamais.

La syncope paraît imputable surtout à l'état général du petit malade. Elle frapperait les anémiques, les sujets épuisés par la cachexie. La dégénérescence cardiaque produite par l'intoxication diphtérique y prédisposerait ; on sait que dans ce cas la moindre irritation périphérique suffirait à amener, par réflexe, une syncope finale. Notre malade n'en était pas atteint. Le choc opératoire est de trop minime importance pour qu'on puisse l'accuser seul de ces désordres. La syncope se produit, en somme, sans cause bien appréciable. Elle relève bien plutôt de la maladie que de l'opération. Elle est plus fréquente dans la trachéotomie.

On traitera la syncope par la respiration artificielle et si l'état général l'exige on relèvera ultérieurement les forces de l'enfant au moyen d'une médication appropriée : caféine, éther, alcool, thé au rhum, etc. Pour prévenir son retour, dans une certaine mesure, on administrera dans la suite au malade quelque cordial ou stimulant.

Outre ce symptôme, on observe parfois, dès les premières inspirations, la disparition du pouls radial. Ce phénomène ne doit pas être attribué au choc mais aux modifications respiratoires, modifications qui entraînent des troubles passagers dans la circulation.

§ 5. — Fausses routes

La lecture de nos observations nous montre que, par quatre fois, l'opérateur fit fausse route : il croyait le tube en place, les phénomènes généraux s'étaient légèrement amendés, mais l'amélioration ne persista pas.

Obs. 12. — P... Jeanne, quatre ans et demi, entrée le 26 octobre 1892, avec angine et croup diphtériques. Tirage et asphyxie. On amène l'enfant dans la salle d'opérations et on profite d'une demi-anesthésie au chloroforme pour faire le tubage. On croit avoir introduit le tube du premier coup. La malade est ensuite couchée dans son lit : le tirage continue. A l'auscultation on n'entend pas de bruit trachéal. Huit heures après, on pratique la trachéotomie. Par la canule s'échappent des mucosités sanglantes et des débris de fausses membranes. Dans la nuit du 28 octobre l'enfant rend le tube par le rectum et vomit. Température, 38 degrés. La malade sort le 19 décembre en état de guérison.

Obs. 17. — C... Charles, quatre ans et demi, entre le 21 février avec angine et croup, tirage. Deux heures après le tubage, survient un accès de suffocation. On veut extraire le tube, mais on ne le retrouve pas dans le larynx. L'enfant le rejette par le rectum le 25.

Obs. 118. — B... Elisabeth, trois ans, entre le 27 juillet 1894 avec du croup diphtérique; tirage. A la première tentative d'intubation le tube passe dans le pharynx et le fil s'étant coupé au même moment le tube est dégluti. On l'abandonne et une deuxième intubation réussit. Le tube dégluti n'est pas retrouvé dans les selles. Diarrhée abondante. Urines rares et albumineuses. L'enfant meurt le 28 avec de la broncho-pneumonie.

Obs. 138. — C... Charles, dix-huit mois. Angine, croup, tirage. L'intubation est pratiquée le 21 novembre 1894. Le 22, l'enfant, pendant un accès de toux, rejette le tube qui est aussitôt avalé. Trois heures après le malade vomit le tube. Trois jours après, le tirage revient, le tubage est pratiqué. Nouveau rejet du tube ; emploi d'un numéro plus fort. Mort le 27 novembre. Autopsie : Broncho-pneumonie.

Avant de pratiquer l'intubation, il faut se repérer avec l'index, suivre les mouvements d'ondulation du larynx

Les rigoles périlaryngiennes, le spasme glottique permettent un glissement facile au cathéter. Il importe donc de marcher à pas certains. Chez quelques enfants la situation profonde de l'organe vocal favorise ces erreurs, de même que l'œdème du larynx et certaines complications laryngées.

Souvent la réussite de l'intubation n'est qu'apparente. Les manœuvres pratiquées dans la bouche et le pharynx provoquent une expectoration considérable, des mouvements respiratoires violents et on a l'illusion que le tube occupe sa place. Quelques heures après la dyspnée reparaît, le tirage reprend, on veut extraire le tube que l'on croit obstrué et on est tout surpris de ne point le trouver : il a pénétré dans l'œsophage.

Au moment de l'opération si le tube n'a pas franchi les cordes vocales on le retirera au moyen du fil, on le désinfectera et on tâchera de l'introduire. Si le fil a été coupé, le tube avalé, l'on en choisira évidemment un autre. Nous verrons plus tard que cet accident n'amène aucune complication sérieuse.

Il n'est pas nécessaire d'employer une force extraordinaire pour vaincre la résistance de la glotte. Le tube doit pénétrer à travers le larynx avec la même facilité que la sonde dans l'urètre. Si l'on éprouve un arrêt, c'est que l'on ne se trouve pas dans la cavité respiratoire ; on occupe les confins du larynx ou bien l'on est entré dans l'un des ventricules de Morgagni. Si l'on persiste à agir de vive force, on risque de passer à travers les parois de l'organe.

Ainsi Rauchfuss, dans quatre intubations, transperça les cartilages thyroïdes. M. Rabot parvint à produire ces lésions sur des cadavres d'enfants, mais non sans difficultés. Il releva à l'excès le manche de l'instrument dont la pointe venait par suite exercer une forte pression à la face postérieure du cartilage. En ce cas la mort ne semble pas due au trauma. On sait combien le larynx est tolérant aux traumatismes ; l'observation de chaque jour, les expériences des physiologistes sur les animaux le montrent bien. C'est principalement sous l'influence de la douleur, du choc que les patients succombent et encore la mort n'est-elle rapide que chez des enfants déjà épuisés par la maladie et incapables de résister.

Parfois le tube a pénétré en partie dans le larynx, mais on ne peut le faire cheminer davantage. Cette résistance proviendrait-elle d'un spasme sous-glottique ? C'est probable. Les laryngologistes admettent l'existence de cette variété de spasme laryngé.

Quelques précautions permettront d'éviter ces fausses voies et ces fausses routes. L'opérateur se tiendra sur la ligne médiane, soulèvera le plus possible la poignée de l'introducteur. Si celle-ci est bien horizontale, le tube s'engagera profondément dans le larynx. La pulpe digitale de l'index gauche occupera l'ouverture sus-glottique, de cette façon elle sentira l'épiglotte en avant et fixera en arrière les cartilages arythénoïdes, qui n'auront ainsi pas de tendance à fuir sous le doigt, à diminuer l'orifice vocal et à se porter d'eux-mêmes en avant du tube au moment où l'on pratique le cathétérisme. La main ne fera point d'effort ; l'ouverture laryngée doit être franchie avec douceur.

§ 6. — Hémorragies

Grâce aux fausses routes l'opération s'accompagne parfois d'écoulement sanguin. Dans un cas nous avons eu une hémorragie assez inquiétante pendant l'extraction du tube. Cet accident suit ordinairement les tentatives d'introduction. C'est pourquoi nous relatons le fait à cette heure :

Obs. 119. — F... Claudia, deux ans et demi, entre le 19 octobre 1894 avec angine, croup diphtériques, tirage. Intubation le 19. Vingt-quatre heures après, on enlève le tube et la respiration se fait bien. Mais une heure après surviennent des quintes de toux fortes et vives, sans dyspnée. En retirant le tube, on ramène un fragment de fausse membrane. Deux heures après, nouvelle intubation. Le 3 novembre on extrait le tube. L'extraction est suivie d'une hémorragie qui semble inquiétante; elle est assez abondante. Déjà la veille, l'enfant avait eu des vomissements accompagnés de filets de sang. Le 4 novembre, l'hémorragie a cessé. L'enfant sort guérie le 12 novembre.

Cette hémorragie fut-elle due à une blessure du pharynx, du larynx, à une ulcération déjà existante? Hypothèses permises. Le malade était-il hémophile? C'est ce que nous n'avons pu déterminer.

Massei, dans sa longue pratique, n'en a vu que deux cas; dans l'un l'hémorragie succéda à l'ouverture d'un abcès laryngé par l'extrémité du tube. Lebreton en cite 1 sur 41 intubations.

Nous lisons dans l'ouvrage de Gillet : « Une fois, M. H. Mackensie a observé six heures après l'opération la mort par hémorragie foudroyante. Bien qu'il y ait eu à l'examen une érosion de l'artère et de la veine thyroïdiennes inférieures, il n'attribuait pas la mort à ces lésions, mais à la pneumorragie comme elle se produit parfois après la trachéotomie, même sans lésion pulmonaire appréciable, par suite de la pression sanguine considérablement accrue dans les capillaires pulmonaires peu résistants à cause de l'infection diphtérique même. »

Le plus souvent les mucosités expectorées au moment du cathétérisme sont sanguinolentes. Cette complication est insignifiante par elle-même. Tous les auteurs s'accordent à penser que ses conséquences ne sont pas graves. La plupart du temps on doit l'attribuer à des manœuvres maladroites.

CHAPITRE III

Inconvénients et accidents de l'opération pendant le séjour du tube.

§ 1. — Toux. Rejet du tube

L'introduction du tube provoque régulièrement des quintes de toux qui presque toujours favorisent l'expulsion de mucosités et de fausses membranes. Puis tous les symptômes de sténose s'effacent et le malade s'endort.

Ces quintes de toux existent le plus souvent : c'est la réaction de sensibilité du larynx. Elles manquent chez les enfants épuisés, *in extremis*. Un exsudat fibrineux épais, volumineux, empêche la production de ce réflexe. De toutes les façons, l'absence de toux semblerait indiquer un mauvais pronostic.

Parfois ces crises ont une durée considérable; on doit alors les considérer comme une véritable complication. En pareilles circonstances le tube est ordinairement expectoré.

Toutefois Galatti signale des cas où la toux subsiste persistante et pénible sans que le tube soit chassé. « Il s'agit là vraisemblablement de membranes flottantes qui se placent constamment devant la lumière du tube et ce dernier doit être enlevé avec le fil. Une nouvelle intubation ne me semble pas nécessaire dans ces cas par eux-mêmes très défavorables. D'ordinaire la respiration s'améliore après l'extraction du tube et l'enfant ne meurt pas de sténose. Il ne s'agit pas ici évidemment d'occlusion du larynx, mais de membranes situées profondément dans la trachée. On pourrait faire ici la trachéotomie, bien qu'il y ait peu de chances de succès. »

D'habitude, c'est dans un effort de toux et d'expectoration que le tube est expulsé. Parfois le spasme disparaît, la respiration se régularise, la guérison est définitive.

Obs. 175. — C... Julia, deux ans et demi, entre le 8 mars 1895 avec du tirage. Croup diphtérique. Injections de sérum de Behring le 8. Intubation le 8. Le tube est craché deux heures après. Le malade est repris par les parents le 15 mars. Aucun symptôme de sténose n'avait apparu depuis.

Obs. 172. — G... Marie, quatorze mois, entre le 9 février avec angine et croup diphtériques. Injection de sérum le 10 février. Intubation le 10. Rejet du tube trois heures après. Guérison. Sortie le 19 février.

Obs. 144. — G... Emile, six ans, entre le 2 décembre 1894 avec angine et croup diphtériques. Injections de sérum le 5 et le 12. Rejet du tube le 6 décembre. Guérison définitive. Sort le 4 février.

Obs. 155. — R. Jean, vingt-deux mois, entre le 24 décembre

1894 avec angine et croup diphtériques. Injection de sérum le 25.
Intubation le 25. Le 27, rejet du tube après quinte de toux. Guérison. Sort le 21 janvier.

Obs. 159. — P... Maria, seize mois, entre le 30 décembre 1894
avec angine et croup diphtériques. Injection de sérum le 31. Intubation le 31. Le 1er janvier 1895, rejet du tube et guérison définitive.

Obs. 165. — D... Louise, entre le 18 janvier 1895 avec angine
et croup diphtériques. Injection de sérum le 18. Intubation le 18.
Crache le tube le 21, à la suite d'une violente toux. Guérison définitive. Sort le 7 mars.

Obs. 135. — D... Antoinette, cinq ans, entre le 16 novembre
1894 avec de l'angine, du croup diphtériques. Injection de sérum
le 17. Intubation le 18. Le 20, rejet du tube. Guérison définitive
Sort le 25 décembre.

Dans ces circonstances l'inflammation a disparu, les
tissus sont revenus à leur état normal, se sont affaissés.
Le tube rendu comme libre est expectoré à l'occasion de
la toux. Il devenait désormais inutile : le larynx guéri
l'a congédié. Peut-être aussi la compression du métal
exerce-t-elle une heureuse influence sur la résolution
inflammatoire. La compression d'une manière générale
modifie certains œdèmes, des abcès, permet aux exsudats de se résorber plus vite. Peut-être encore la sérothérapie ajoute-t-elle ses effets bienfaisants à ceux
déjà énumérés.

Des crises de toux peuvent se renouveler à des intervalles irréguliers et projeter le tube au dehors. Dans une
de nos observations cette expulsion se répète six fois, dans
une autre cinq fois.

Obs. 93 [1]. — B... Cérès, cinq ans, appartient à une famille italienne. Son père est un sculpteur bien connu ; sa mère est bien portante; pas de tares dans la famille, si ce n'est beaucoup de nervosisme chez les deux ascendants. L'enfant a toujours été bien portante, mais nerveuse, dit-on. Le 2 avril 1894, elle éprouve de la dysphagie à laquelle on ne prête pas grande attention. Le 3, l'examen de la gorge montre des fausses membranes sur les amygdales; la voix devient rauque. Un gramme d'ipéca améliore la dyspnée commençante ; cette amélioration persiste pendant deux jours.

Le 6 avril, la dyspnée ne fait qu'augmenter ; la voix et la toux sont éteintes ; tirage sus- et sous-sternal ; l'état général reste bon. Cérès continue à jouer et à se promener chez ses parents. A la suite d'une consultation, son père accepte de la conduire à la Charité.

L'asphyxie augmente et nécessite l'intubation immédiate. Le tube est en place à la première tentative, mais la malade parvient à dégager une de ses mains et tirant sur le fil, enlève le tube ; deuxième intubation en raison de la persistance du tirage. La deuxième intubation réussit tout aussi bien que la première. Rejets de mucosités, mais non de fausses membranes, consécutivement aux quintes de toux. L'enfant est reportée dans son lit ; à l'auscultation on sent que l'air pénètre facilement dans le poumon ; elle reprend sa gaîté dès que l'opérateur est parti. Les urines renferment de l'albumine.

7 avril. — La nuit a été bonne. Une culture faite la veille montre des bacilles de Löffler. L'état général est très bon. La température est élevée.

[1] *Intubomanie* ? Ce n'est qu'avec un point d'interrogation que nous risquons ce néologisme, mais l'impression de l'entourage qui a connu B... Cérès est que la jeune malade semblait éprouver un véritable plaisir à marcher vers l'asphyxie.

Malgré tout, nous laissons à nos juges qui liront l'observation 93 le soin de décider si nous sommes, comme nous le croyons, dans la bonne voie en interprétant ainsi les faits.

Matin, 39°,9 ; soir, 39°,8.

8 mai. — L'état général reste le même.

Matin, 38°,4 ; soir, 38°,6.

La situation semble si bonne (et la déglutition présentant quelques difficultés) que l'on se risque à enlever le tube. L'extraction est facile. Une heure après, la dyspnée reparaît et ne fait que s'accroître. Deux heures après l'extraction, l'état est tel que l'on se décide à une nouvelle intubation. A l'auscultation, en n'entend plus le murmure vésiculaire ; au niveau de la trachée, on a une expiration très prolongée.

L'intubation se fait sans difficultés, bien que pourtant l'enfant se défende quelque peu.

9 mai, matin, 38 degrés ; soir, 38°,9.

10 mai, matin, 38 degrés ; soir, 38°,6.

11 mai, matin, 37°8 ; soir, 37°,8.

Pendant ces trois jours, il ne s'est rien présenté d'anormal. Cérès est gaie, s'intéresse à tout ce qui se fait dans la salle et ne reçoit bien ses parents que lorsqu'ils sont chargés de jouets. Déglutition difficile.

12 mai, 37°,8, soir ; 38°,2.

Nouvelle tentative d'extraction pour nourrir plus facilement la petite malade. Le tube est enlevé sans difficulté. Le tirage, peu après l'extraction, reparaît ; on temporise et pensant qu'il peus être dû à quelque dépôt membraneux, on administre 2 centigrammet de pilocarpine avec un peu d'élixir de Garus. A 9 heures du soir l'état est tel qu'il faut réintuber l'enfant.

13 mai, la nuit a été bonne.

Température : matin 38°,2 ; soir, 38°,4.

14 mai. Tout semble bien aller, l'enfant respire bien. Au réveil, à la suite d'un effort de toux le tube est rejeté.

Température : matin, 38 degrés ; soir, 38°,5.

On espère que cette expulsion presque volontaire est le signal de la guérison.

Mais à 9 heures, l'enfant reprend un violent accès de suffocation, qui nécessite une nouvelle intubation suivie d'une légère crise convulsive : respiration artificielle : la respiration se rétablit peu à peu.

15 mai. Température : matin, 38 degrés ; soir, 39°,3.

Ce matin à 5 heures, légères quintes de toux suivies du rejet du tube ; léger tirage dans la journée. A midi, accès de suffocation passagers. Le soir, à 5 heures, le tirage reprend et devient menaçant. L'opérateur appelé en toute hâte trouve l'enfant complètement cyanosée ; les extrémités sont froides, le visage est inondé de sueurs, le corps est en résolution complète, l'œil vitreux ; le tube (tube pour enfant de 8 ans) est placé sans qu'il soit besoin de se servir de l'ouvre-bouche. On fait la respiration artificielle ; le visage se ranime, le sourire apparaît sur les lèvres de C... qui s'endort et passe une bonne nuit, malgré quelques quintes de toux. L'intubation a été suivie du rejet de mucosités abondantes.

16 mai. A 5 heures du matin, expulsion spontanée du tube.

Température : matin, 38°,8 ; soir, 39°,2.

La journée se passe bien. Elle mange facilement. Il en est ainsi chaque fois que le tube n'est pas dans le larynx.

17 mai. L'enfant est restée sans tube pendant toute la journée du 16.

Température : matin, 37°,8; soir, 38 degrés.

A 2 heures du matin, violent accès de suffocation suivi d'un tirage considérable, anxiété tenant la malade réveillée. Ce même tube (de 8 à 12 ans) est vainement porté trois fois sur le larynx. Il ne peut franchir le spasme glottique. Le tube de cinq ans pénètre sans aucune difficulté. Son introduction est suivie de quintes de toux pendant près de trente minutes, puis l'enfant s'endort.

A 2 heures de l'après-midi, l'enfant rejette son tube. Le soir à 9 heures, le tirage redevient très intense. L'angoisse est extrême, l'asphyxie menaçante; intubation presque *in extremis*. Tout se calme, le tube en place, et l'enfant s'endort.

18 avril. Température : matin, 38°,5.

A 4 heures du matin, l'enfant a rejeté son tube. Dans la journée le tirage et l'asphyxie ne tardent pas à reparaître. A 2 heures, la cyanose qui s'est accusée progressivement est à peu près complète. Plusieurs tentatives d'intubation : à la suite de l'une d'elles, l'opérateur dit le tube en place. Dans un dernier effort, Cerès fait un signe négatif et meurt. La respiration artificielle ne la réveille plus.

L'autopsie montre un peu de gonflement de l'espace sus-glottique sans ulcérations visibles. Ulcération de la muqueuse de la trachée à sa partie postérieure, juste au point correspondant à l'extrémité terminale du tube. Adhérences pleurales à droite, tubercules miliaires disséminés sur la plèvre de ce côté ; congestion des lobes inférieurs des deux poumons. Emphysème des lobes supérieurs. Ecchymoses sous-pleurales ; le foie, la rate, les reins sont congestionnés.

Réflexion. Contrairement à ce qui se voit chez les autres enfants, Cérès ne semblait nullement impressionnée par l'expulsion du tube. Elle le ramassait sur son lit en riant, appelant la sœur et le lui remettait avec un certain orgueil. Lorsque pendant la visite on s'intéressait à ses fréquentes intubations, elle semblait rayonnante ; la perspective d'une nouvelle opération ne paraissait pas l'émouvoir ; elle acceptait très volontiers cette éventualité. Lorsqu'à la suite d'une intervention faite à la hâte, elle sortait de la torpeur dans laquelle l'avait jetée l'asphyxie, elle devenait de suite gracieuse, contente, son regard s'illuminait et chacun se demandait à quoi pouvait bien correspondre cette mimique.

Bien souvent s'était débattue la question de laisser l'asphyxie atteindre son maximum. Le mal n'était-il pas le remède ? mais devant les affres de la mort chacun avait eu peur d'assumer une pareille responsabilité.

Ne s'agit-il là que d'un simple spasme laryngé ? Cela est bien possible. Ne voit-on pas des malades guéris garder des années la canule à trachéotomie ? N'étions-nous pas en présence d'une hystérique se donnant presque à volonté du spasme ?

En résumé, il y avait eu neuf intubations en douze jours ; le tube n'avait été extrait que trois fois, six fois il avait été rejeté sans presque aucun effort. Il était resté en place pendant près de dix jours, deux cent quarante heures. Dans ces cas, il est inutile de l'ajouter, la trachéotomie doit s'imposer, le malade dût-il garder la canule des années, si tant est qu'il puisse guérir avec des lésions semblables.

Obs. 95. — M... Paul, deux ans et demi, entre le 16 avril 1894 avec angine et croup diphtériques. Tirage. Intubation le 16. Albuminurie.

Le 18 avril, expulsion du tube. Le tirage revient. Nouvelle intubation. Huit heures après, nouvelle expulsion du tube; le tirage n'est pas très marqué.

Le 19 avril, tirage intense, cyanose; intubation.

Le 20 avril, rejet du tube : tirage, intubation; le tube introduit est d'un numéro supérieur au précédent.

Le 22 avril, extraction du tube, tirage, asphyxie, intubation.

Le 25 avril, idem.

Le 27 avril, idem.

2 mai, ablation du tube. Adéno-phlegmon sus-hyoïdien ouvert au bistouri.

Le 11 mai, le tirage qui avait disparu revient : nouvelle intubation.

12 mai, extraction du tube : tirage, suffocation, intubation. L'asphyxie continuant, on fait la trachéotomie.

15 mai, l'enfant meurt de broncho-pneumonie.

Obs. 79. — M... Juliette, quatre ans, entre le 18 février 1894 avec angine et croup diphtériques. Tirage. Albuminurie. Intubation le 23. Aussitôt après la première intubation, le tube est rejeté par la toux; nouveau spasme et suffocation. Nouvelle intubation. Le tube est de nouveau expulsé : asphyxie consécutive. On choisit un tube plus gros : forte toux, mais pas de rejet. Le 27 février, on essaye en vain d'extraire le tube. Celui-ci dérape, tombe dans le pharynx où on le saisit avec une pince. Sort guérie le 14 avril.

Obs. 110. — B... Pierre, deux ans, entre le 7 juillet 1894 avec du tirage. Intubation le 7 juillet. Par deux fois l'enfant rejette le tube. On place alors un tube plus gros qui est parfaitement conservé. L'enfant meurt le 10 juillet avec des phénomènes asphyxiques. Autopsie : granulie bacillaire. Rien au larynx.

Il est donc des malades dont le larynx ne peut tolérer

la présence d'un tube. Les praticiens en montrent des exemples fréquents. Le tube, pareil à un corps étranger, provoque du côté de la muqueuse respiratoire, une impatience qui s'exprime par des secousses de toux, des efforts d'expulsion. Souvent aussi, les faits relatés précédemment sont significatifs, ces mêmes malades se trouvent peu à peu étouffés à la suite de la sténose aussitôt que le tube ne dilate plus la glotte. L'exposition de ces accidents occupera mieux sa place à l'endroit où nous étudierons les inconvénients de l'extraction.

Par conséquent nombreux sont les cas où le spasme renaît, le tube rejeté, soit immédiatement, soit quelques heures après. Là, une nouvelle intubation s'impose.

L'air sort des poumons avec violence, fait irruption dans la trachée, se brise directement sur l'extrémité inférieure du tube; il favorise ainsi cette expectoration.

La toux elle-même est due à une hyperexcitabilité spéciale au sujet. Souvent la cause de cette complication lui est imputable; plus souvent encore elle relève uniquement du tube. En effet, cet accident prend fin après l'intromission d'un tube dont le numéro est supérieur à celui qu'indiquait l'âge.

Dans le choix du tube, l'échelle graduée est un guide incertain. L'observation du développement relatif de l'enfant, sa constitution offrent des renseignements plus utiles. L'anatomie nous enseigne que chez des individus du même âge le larynx ne présente pas les mêmes dimensions et que de plus, chez des individus de taille à peu près identique, son volume diffère d'une façon assez notable. A plus forte raison quand le tube aura été chassé à plusieurs reprises, devra-t-on en préférer un plus gros.

L'obstruction par des mucosités ou des fausses membranes, la chute d'aliments dans la trachée, entraînent aussi cette complication.

Lorsque celle-ci se produit, l'asphyxie apparaît à brève échéance ou à une période éloignée. Le médecin présent peut y parer avec promptitude ; s'il est absent et si la garde-malade, éventualité fréquente, n'est pas familiarisée avec l'intubation, un grand danger menace l'enfant.

D'ordinaire la suffocation n'est pas imminente et le praticien averti arrive à temps. Les suites fâcheuses sont exceptionnelles. Massei cite pourtant un cas de mort ; sans perdre une minute on l'appela auprès d'un diphtérique dont le tube avait été expulsé, mais l'asphyxie fit des progrès rapides et les secours survinrent trop tard.

La personne qui surveille le malade ne se rend pas toujours compte de la chute du tube hors du larynx. D'ordinaire le tube est apparent ; il peut cependant être caché dans le lit, sous une couverture ; il peut tomber dans le larynx, de là dans l'œsophage et l'estomac. Dans ces circonstances la dyspnée s'établit et on en ignore l'origine. Galatti cite le cas d'un malade intubé chez qui le tirage réapparut sans cause appréciable ; il ne sentit pas le tube à sa place ; il pratiqua un nouveau tubage ; puis, recherchant le tube expulsé, il le trouva au milieu des draps. Il faut parfois attacher peu de prix à la parole des enfants. Quelques considérations utiles se dégagent du fait suivant :

Obs. 188. — D... Alexandre, quatre ans, entre le 30 mars 1895 avec angine et croup diphtériques. Injection de sérum le 30. Intubation le 30. Le 2 avril, l'enfant appelle la sœur surveillante et lui dit : « serais-je guéri si je crachais le tube placé dans mon gosier ? » Après la réponse affirmative de la sœur, il sortit le tube de sa bouche. La dyspnée ne reparut pas. La guérison fut définitive. Exeat le 13 avril.

Par conséquent les enfants opérés exigent une attention rigoureuse. On doit les confier à des infirmiers éclairés, capables de suivre la marche de la maladie et qui préviendront le médecin à la moindre apparence de danger.

Ces conditions se trouvent évidemment réalisées à l'hôpital. On comprend les difficultés que l'on peut rencontrer dans la clientèle privée. Toutefois, dans sa pratique civile, Galatti n'eut à déplorer aucune conséquence funeste.

Si le tube est sans cesse rejeté, si chaque fois l'asphyxie devient menaçante, malgré toutes les précautions prises, la trachéotomie mettra un terme à cette complication.

§ 2. — Difficulté de la déglutition

Les désordres principaux entraînés par le séjour du tube sont des troubles de la déglutition. Leur fréquence est excessive, leur importance digne d'une grande remarque.

Les enfants affaiblis par une maladie essentiellement maligne ont une longue convalescence. L'organisme doit faire des frais considérables pour réparer les pertes subies. On comprend donc que la dysphagie puisse être considérée comme une grave complication. Les phénomènes immédiats auxquels elle donne lieu acquièrent une haute valeur.

La cause habituelle de la dysphagie réside ici dans la présence du tube.

La plupart des enfants, peu éprouvés par le passage des

aliments solides et mi-solides, sont pris d'une toux violente et quinteuse lorsque des liquides sont ingurgités ; le tube peut en être expulsé. Ces crises se renouvellent chaque fois que boit l'enfant ; bientôt épuisé par ces secousses, il refuse toute nourriture. Chez un de nos malades, toute alimentation resta impossible ; tous les moyens furent mis vainement en action et l'on dut pratiquer la trachéotomie.

Quelques sujets indociles provoquent volontairement ces efforts expiratoires afin de se débarrasser d'un hôte gênant, afin de rejeter le tube. Le plus souvent ils n'atteignent pas leur but. Devant cet insuccès, ils ne prolongent plus leurs tentatives.

D'ordinaire les malades qui avalaient au début avec peine, s'habituent peu à peu à déglutir. La dysphagie est plus accentuée dans les premières heures qui suivent l'intubation. Elle se dissipe petit à petit. L'enfant semble faire une nouvelle éducation pour boire : il apprend à avaler. Tel qui au commencement était tourmenté par une toux incessante à l'instant de ses repas, déglutit sans encombre le troisième ou le quatrième jour.

D'autres ont une dysphagie persistante ; elle ne cesse qu'avec l'opération. Il faut alors pour la vaincre mettre en œuvre les nombreux moyens dont on dispose.

Obs. 4. — M... Marie, huit mois. Entre le 25 mai 1892, avec angine et croup diphtériques. Tirage. A la quatrième tentative d'intubation le tube est en place. Bons résultats.

Le 26 mai, on essaye, sous chloroforme, d'extraire le tube. On n'y arrive pas. Bronchite intense. Le chloroforme a été mal supporté.

L'enfant éprouve de la difficulté à avaler. Il tousse surtout après avoir absorbé des liquides et ne peut boire qu'à la cuillère.

Mort le 27 mai. Autopsie : signes de broncho-pneumonie. Rien au larynx.

Obs. 22. — D... Pauline, quatre ans et demi, entre le 17 mars 1893, avec angine et croup diphtériques. Intubation le 31 mars.

L'enfant est sas cessen agité, énervé. La déglutition des pâtes est difficile, des liquides impossible.

Le 2 avril, le tirage réapparaît accompagné de cornage, après l'extraction du tube. D'abord les tentatives de tubage restent vaines. Après l'anesthésie chloroformique, le tube entre facilement. On fait passer le fil par le nez et on l'attache sur la face. On profite de ce que l'enfant est endormi pour lui faire prendre par une sonde œsophagienne un demi-litre de lait.

Le 3 avril, la température remonte : 39°,5; l'enfant refuse de boire ; on enlève le tube et la nuit se passe bien.

Le 4 avril, la température descend. Le 5 avril, le tirage va en augmentant : on fait la trachéotomie.

Le 29 mai, l'enfant est guérie.

Obs. 58. — B... Léon, trois ans, entre le 28 octobre 1893 avec angine et croup diphtériques. Tirage, asphyxie. Intubation le 28. La déglutition est presque impossible. La trachéotomie est pratiquée pour permettre au malade d'avaler plus facilement. La canule est en place et l'enfant respire avec peine.

Mort le 2 novembre. Autopsie: bronchite pseudo-membraneuse. Tuberculose pulmonaire. Rate semée de granulations bacillaires. Rien au larynx.

Obs. 88. — G... Louis, cinq ans, entre le 11 mars 1894, avec coryza, angine, croup diphtériques. Tirage. Intubation le 13. Albuminurie. Etat général mauvais.

L'enfant refuse tous les aliments qu'on lui offre.

Meurt le 14 mars, de diphtérie hypertoxique.

Obs. 84. — G... Philibert, vingt-deux mois, entre le 9 mars 1894 avec angine et croup diphtériques. Tirage et suffocation. Intubation le 10 mars. Toux fréquente ; l'enfant boit difficilement,

Les dernières gouttes de liquide provoquent de violentes quintes de toux. Sept heures après, extraction du tube qui était obstrué par des mucosités parmi lesquelles on trouve des débris de fausses membranes. Le tirage revient, nouvelle intubation. Le 11 au matin, l'enfant est très abattu ; le soir, il meurt de broncho-pneumonie.

OBS. 111. — K... Henri, deux ans et demi, entre le 13 juillet 1894 avec croup et angine. La culture contient des bacilles de Löffler et de nombreux cocci. Intubation le 13. L'enfant s'obstine à ne pas boire à cause de la dysphagie. Il meurt le 21 de diphtérie toxique et de broncho-pneumonie.

OBS. 116. — D... Pierre, un an et demi, entre le 23 août avec croup et angine. Tirage. Intubation le 24. Tous les liquides alimentaires sont rejetés par le nez. Mort le 24 de diphtérie maligne.

OBS. 119. — F... Claudia, deux ans et demi. Observation déjà rapportée. Déglutition assez difficile, n'est pourtant pas douloureuse et n'entraîne pas des quintes de toux.

OBS. 129. — G... Jean, quatre ans, entre le 27 octobre 1894 avec angine et croup. Injection de sérum le 27. Intubation le 28. Dix minutes après, de violentes quintes de toux font rejeter le tube. Nouvelle intubation. La déglutition provoque de violentes quintes de toux. Le 30, la déglutition se fait bien. Sort guéri le 14 novembre.

OBS. 185. — J... Aimé, quatorze ans, entre le 4 avril 1895 avec croup et angine diphtériques. Injection de sérum le 4. Intubation une heure après. Le malade intelligent et raisonnable peut parler à voix très basse. Il communique parfaitement ses impressions. La déglutition est pénible au début. L'enfant remarque que lorsqu'il prête une docile attention à ses actes il avale plus facilement. Quatre jours après, la dysphagie est insignifiante. Au moment où il déglutit, l'enfant ne sent pas le tube remonter dans son pharynx. Sort guéri le 24 avril.

De l'aveu même d'O'Dwyer, la difficulté de l'alimentation représente le plus gros inconvénient de l'intubation.
Quelques praticiens ont même été fortement effrayés par
cet accident. Urban, Pauli, à Lübeck, poussés par cette
crainte, abandonnèrent la méthode ; mais leur pratique
ne repose que sur un nombre de cas trop restreint (11
observ.)

Les médecins qui s'occupent de ce traitement d'une
façon courante n'attachent qu'une valeur minime à cette
complication. Bokai, qui laisse le fil de sûreté en place et
pour ce motif semblerait devoir redouter plus encore la
dysphagie, la considère comme un inconvénient léger.
Massei se range au même avis.

Pour lutter le plus efficacement possible contre ce
danger il faut d'abord en discerner les causes.

Ce n'est pas la douleur qui entraîne la dysphagie : l'intubation est indolore ou à peu près, nous le prouverons
plus loin.

Les uns ont cru qu'elle tenait à la tuméfaction des
tissus environnants. Il n'en est rien. D'autres ont pensé
que le poids supporté par le larynx empêche celui-ci de se
soulever, de remplir ses fonctions. Mais ce n'est là qu'une
conception théorique.

Baer, Galatti édifient une théorie nouvelle. Pour eux,
le tube se déplace en haut, fait en partie hernie dans le
pharynx, pour ainsi parler, pendant les mouvements de
déglutition ; ce serait là l'origine de la dysphagie. Cette
ascension résulterait d'une contraction du segment pos-
térieur du larynx au moment du passage du bol. Le tube
soulèverait alors l'épiglotte et rendrait ainsi impossible
la fermeture de l'entrée des voies aériennes. Une malade

intelligente de Baer prétendait sentir ces mouvements du tube. Mais on ne saurait se fier à une simple sensation; c'est là un phénomène contingent soumis à des conditions trop nombreuses et trop vagues. Le tube peut parfois se trouver déplacé ; ce n'est cependant pas une règle générale. Aucun des malades réfléchis et raisonnables que nous avons interrogés n'a signalé cette sensation; la plupart accusaient uniquement une sorte de poids du côté du larynx.

Certains médecins, au contraire, ont recherché la cause de cette complication dans la paralysie diphtéritique des muscles contricteurs du pharynx. Mais cette paralysie, outre qu'elle n'existe pas au début même de l'affection, à l'instant où se pratique le tubage et où l'on observe la dysphagie, n'existe pas davantage à une période ultime. L'examen nous le montre. D'ailleurs la fonction s'opère comme à l'état normal après l'extraction.

Le plus grand nombre mettent en avant la difficulté des mouvements de l'épiglotte, son imparfaite adaptation à l'orifice laryngien. Massei a pu quelquefois vérifier par le toucher la véracité de cette assertion. A trois ou quatre reprises il lui fut possible de chasser la tête du tube au-dessous des plis arythéno-épiglottiques et de faire disparaître pendant ce temps les troubles de la déglutition.

La forme de l'opercule jouerait-elle ici un rôle? On sait qu'elle varie à l'état physiologique ; on distingue des épiglottes en feuille sèche, en feuille de pourpier, en spatule, en tablier de cuir, en trompe d'éléphant, en chapeau de gendarme, en oreille de lapin, en mitre d'évêque. Il n'est pas possible de le déterminer.

Sans doute l'observation démontre que la partie supé-

rieure du tube est mal coiffée par l'épiglotte. Cette considération doit entrer en ligne de compte. Mais le méca-
nisme de la dysphagie paraît ici tout autre. C'est là notre
opinion, opinion assise sur la physiologie et la clinique.

L'orifice laryngien est absolument clos par l'épiglotte
au moment de la déglutition. Mais cette occlusion parfaite
ne se présente pas comme une nécessité absolue. Longet
a prouvé que la déglutition des solides s'effectuait facile -
ment chez les animaux malgré l'écartement artificiel des
cordes vocales. Magendie a contrôlé ces expériences,
en a ordonné d'autres aussi concluantes.

En ces circonstances, la déglutition des liquides est
quelquefois suivie d'une toux convulsive. Mais Schiff,
dans des expériences mémorables, fait voir que cette
déglutition de liquides n'est pas fatalement accompagnée
de quintes de toux. Les chiens à qui il avait abrasé
l'épiglotte buvaient sans peine lorsque leurs mouvements
étaient calmes, lents, comme mesurés ; les dernières
gouttes elles-mêmes n'amenaient aucun trouble. Aussitôt
qu'ils étaient dérangés, brusqués, aussitôt qu'ils voulaient
avaler avec rapidité, une toux violente et opiniâtre s'ensui-
vait.

Les malades dont l'épiglotte a été érodée, déchiquetée
par des ulcérations syphilitiques ou tuberculeuses n'éprou-
vent aucune gêne dans leur alimentation. D'autres, dont
le voile palatin est perforé ou divisé, se nourrissent sans
grande difficulté.

Afin de lutter contre toutes ces destructions organiques
qui apportent un embarras à la déglutition, l'acte lui-
même subit des modifications par un effet de l'habitude.
Ces modifications se présentent encore à la suite de l'al-

tération de l'épithélium de l'isthme et du pharynx. Il n'est pas rare d'observer la dysphagie dans des affections chroniques des voies digestives et des centres nerveux.

« Toutes les modifications de la déglutition, écrit Arloing, portent sur les sensations qui président à l'acte de la déglutition et sur l'acte lui-même. Ainsi la sensation dont le siège est à l'arrière-bouche peut changer complètement de caractère et au lieu de déterminer des mouvements de déglutition entraîner des nausées et des mouvements péristaltiques. »

Chez les enfants opérés se produisent les mêmes phénomènes : la présence du tube, de ce corps étranger du larynx, a transformé la sensation. Aussi dès les premières heures la gêne est considérable. Peu à peu le malade s'accoutume à vivre en bonne intelligence avec son hôte, il refait son éducation, il apprend à avaler, comme un homme devenu subitement boiteux apprend de nouveau à marcher. Chez les enfants étourdis, inattentifs, agités, cette éducation sera plus longue. De même après une émotion, un choc, une secousse, pareils aux chiens de Schiff, ces malades seront tourmentés par une toux quinteuse au moment de leurs repas. Le nervosisme joue ici un certain rôle.

L'alimentation à la cuillère n'entraîne d'habitude aucun désordre. Par ce procédé la déglutition se fait régulière, la quantité de liquide ingéré est toujours à peu près la même et l'acte semble plus réfléchi. Les enfants plus âgés, plus raisonnables, les adultes intubés pour des affections laryngées diverses ne souffrent point en avalant.

On connaît l'histoire du général Murat qui, pendant la

campagne d'Egypte, eut l'épiglotte emportée à la suite d'une blessure profonde de la région sus-hyoïdienne. Au début, suivant Larrey, des accès violents de toux survenaient à chaque déglutition. Peu à peu ces troubles diminuèrent d'intensité; ils finirent par s'effacer complètement. Un soldat du même officier subit un pareil sort.

Une preuve des faits que nous énonçons est que beaucoup de patients accoutumés au tube, après qu'on l'a extrait, rencontrent des embarras dans la déglutition : la sensation a encore changé et l'acte se modifie. Mais cette dysphagie post-opératoire est de courte durée ; l'enfant revient avec hâte à ses habitudes naturelles.

Le meilleur traitement de la dysphagie semble donc la docilité, l'attention du malade, jointe à cette habitude qu'il prendra bientôt de déglutir, conditions bien souvent difficiles à rencontrer ici.

Pour éviter un pareil inconvénient, quelques auteurs ont modifié la tête du tube suivant l'idée qu'ils se sont faite de sa cause. Baer a fait construire des tubes avec une tête peu élevée et dont l'ouverture regarde en avant. O'Dwyer, en 1892, a effectué une transformation à peu près semblable. En raison de cette étroitesse de l'extrémité supérieure, on peut craindre une chute du tube dans la trachée.

Les tubes de Carstens au contraire regardent directement en haut, offrent un orifice circulaire, afin que l'occlusion par l'épiglotte soit parfaite.

D'autres lui ont ajouté un opercule qui fonctionne comme l'épiglotte.

Les recherches des praticiens n'ont pas confirmé l'utilité, les avantages de toutes ces modifications.

Les tubes en caoutchouc n'ont pas réalisé les espérances que leur inventeur avait fondées sur eux.

Quant à l'évasement en cupule des tubes en usage à la Charité, il ne provoque aucun danger. On pourrait croire, à première vue, qu'il facilite l'introduction des matières alimentaires dans les voies respiratoires. Il n'en est rien. La clinique montre que ces inconvénients ne sont pas plus fréquents à l'heure actuelle qu'ils ne l'étaient les années précédentes, alors que cette modification n'était pas encore opérée; lorsqu'ils se produisent, ils se présentent avec des caractères identiques.

Pour obvier à ces difficultés, on a mis en œuvre toutes sortes de moyens.

Les praticiens américains ont conseillé de placer la tête du malade en position horizontale ou déclive sur un plan inférieur à celui qu'occupe le tronc. Ce procédé incommode reste souvent inefficace.

Il importe que les déglutitions soient espacées, régulières, complètes. L'alimentation à la cuiller donne des résultats satisfaisants. Il sera parfois nécessaire d'employer des menaces ou des promesses, de se soumettre aux caprices les plus bizarres, pour nourrir convenablement le malade. On lui offrira ses mets préférés.

Bien entendu, l'on utilisera les moments où le tube n'est pas en place pour alimenter les enfants. Plusieurs praticiens proposent même de l'extraire pour mettre cette méthode à exécution. On ne saurait suivre ces conseils.

Parfois ces moyens sont infructueux. La sonde œsophagienne, le cathéter de Nélaton introduit par le nez rendent alors de réels services. Les lavements nutritifs sont indiqués, surtout quant le petit malade refuse absolument toute nourriture.

Le choix des substances nutritives n'est pas sans importance. Il faut préconiser les solides et demi-solides ; les Américains se servent de bouillies de farine, de riz, d'orge, sucrées et salées, qu'ils mélangent à du lait et à du blanc d'œuf. Les Italiens emploient une bouillie spéciale nommée *pappa* ou *poltiglia*.

La trachéotomie est la ressource ultime à laquelle on aura exceptionnellement recours.

En somme, la difficulté de la déglutition ne se présente pas toujours après le tubage. Elle disparaît d'ordinaire à mesure que l'enfant s'accoutume à sa nouvelle situation. Lorsqu'elle persiste, elle peut être efficacement traitée. En tout cas elle n'entraîne jamais des complications redoutables.

Aux troubles de la déglutition on peut rattacher aussi les troubles de la salivation.

Trois de nos malades avaient une sialorrhée abondante ; elle cessa après l'extraction du tube. Ce phénomène est probablement de nature réflexe.

§ 3. — Obstruction du tube

La crainte la plus légitime, du moins en apparence, qu'inspire l'intubation réside dans les menaces d'obturation du tube. Cette complication survint chez six de nos malades. Dans plusieurs cas les symptômes dyspnéiques se développèrent progressivement jusqu'à l'apnée et l'asphyxie. Dans les autres, l'asphyxie s'établit tout à coup.

Une fois le tube était bouché par des mucosités accumu-
lées probablement petit à petit, une autre fois par des
fausses membranes.

Obs. 71. — P... Claude, quatre ans, entre le 1er janvier 1894
avec angine diphtérique et croup. Le malade est en pleine éruption
de rougeole. Tirage. Intubation le premier jour. Le malade a de
l'hyperthermie = 40°,4. Il présente des signes évidents de broncho-pneumonie. La culture donne des bacilles de Löffler et des
cocci. Le 3 janvier, le malade s'éteint lentement sans cyanose.
Autopsie. Le tube est obstrué par des membranes qui ont la forme
du tube. La trachée contient des pseudo-membranes. Aux poumons, signes de broncho-pneumonie.

Obs. 77. — D... Etienne, deux ans, entre le 9 février 1894
avec angine et croup diphtériques. Tirage. Intubation le 10 février.

Le 11 février, on extrait le tube ; rejet de fragments de fausses
membranes. Le tirage reparaît, exige une nouvelle intubation.

Le 13, extraction du tube ; deux heures après, dyspnée et
tubage.

Le 18, extraction du tube ; deux heures après, dyspnée et
ubage.

Le 19, le tube est toujours en place. La dyspnée s'établit, va
jusqu'au tirage. L'enfant est agité. On enlève le tube, le calme
renaît, la lumière n'était pas obstruée. Le tirage réapparaît, nouvelle intubation.

Le 21, le tube est subitement expulsé ; sa lumière était obstruée
par des fausses membranes.

Le 22, amélioration. Le 23, l'enfant va bien. Le 24, il sort en
bon état.

Obs. 84. — G... Philibert, vingt-deux mois. Observation relatée
à l'article « Dysphagie ».

Obs.   F... Claudia, deux ans et demi, observation relatée à
l'article « Fausses routes ».

Obs. 154. — G... Louis, deux ans et demi, entre le 23 décembre 1894 avec angine et croup diphtériques. Tirage. Injection de sérum le 23. Intubation le 23 décembre. L'incubation ne procurant pas de soulagement, on extrait le tube qui était rempli de mucosités sanguinolentes. Le tirage reprend, le tubage est de nouveau pratiqué. Quatre heures après, convulsions que le chloroforme ne fait pas disparaître. $\theta = 41$ degrés. Albuminurie.

Le 25 décembre, état grave : cyanose, dyspnée, crises d'éclampsie. Le malade est retiré par ses parents. Il meurt le lendemain.

Obs. 163. — H... Jeanne, cinq ans et demi, entre le 11 janvier 1895 avec angine et croup diphtériques. Tirage. Injection de sérum le 11. Intubation le 11 janvier. Six heures après le tubage, accès de suffocation terrible ; on extrait le tube et le malade rejette une membrane de 5 centimètres de long. Quatre heures après, dyspnée et tubage ; le soulagement n'est pas immédiat, l'enfant présente des phénomènes d'asphyxie pendant quinze à vingt minutes. Peu à peu tout rentre dans l'ordre.

Le 13, accès de suffocation ; on extrait le tube dont la lumière était obstruée par des mucosités et des fausses membranes. Nouvelle intubation.

Le 17, extraction, bonne respiration. Deux heures après, rejet de fausses membranes.

L'enfant sort guérie le 10 février.

Dans la première de ces observations la mort ne paraît pas due à l'obstruction. L'enfant avait contracté la diphtérie et la rougeole. La présence de nombreux cocci dans la culture, l'hyperthermie, la broncho-pneumonie indiquaient la malignité de l'affection. Le malade a probablement succombé au moment où les débris membraneux circulant de la trachée au dehors se trouvaient dans le tube; ceux-ci n'avaient pas encore eu le temps de le franchir.

Dans la dernière, l'obturation se répète par deux fois. Y aurait-il là comme une prédisposition apportée par la maladie elle-même? Bokai a signalé un pareil fait chez certains opérés dont les pseudo-membranes se formaient très rapidement. Une semblable appréciation s'applique au cas qui nous occupe.

Baer a enregistré cette complication à plusieurs reprises; Lebreton, 4 fois sur 60 tubages. Il n'est aucun praticien qui ne l'ait citée. Néanmoins jamais cet accident n'a entraîné des conséquences très graves. On ne relève en tout qu'un seul cas où l'obstruction du tube ait provoqué la mort par suffocation ; c'est le cas de Wheeler, mais dans lequel on ne put pratiquer l'extraction. Il faut vraiment que cette accusation soit peu fondée et cet évènement ne constitue pas un danger très sérieux pour que la plupart des médecins conseillent le retrait du fil.

Le tube est obturé par les mucosités trachéales normalement ou anormalement sécrétées et surtout par des fausses membranes tout entières ou divisées. Parfois les dépôts fibrineux flottant dans la trachée commencent à s'engager dans la lumière du tube : l'asphyxie se produit, on opère l'extraction, tout rentre dans l'ordre ; le tube n'était pas bouché ; mais quelques instants après le malade expectore une fausse membrane (observ. précéd.). L'accident ne semblait ici qu'apparent; il existait en réalité. En certaines circonstances, la pseudo-membrane vient simplement coiffer l'extrémité inférieure du tube, faisant ainsi office de soupape; en d'autres, elle adhère à cette extrémité et, après l'ablation, on l'y voit comme suspendue.

Ainsi que le fait remarquer Bokai, il est certaines

formes cliniques où l'exsudat fibrineux se développe avec une rapidité prodigieuse. Cet exsudat est expulsé ; il représente le moule de la trachée et des petites bronches. Un ou deux jours après, des fausses membranes d'égal volume sont expectorées à travers le tube. Cette circulation incessante des produits diphtéritiques favorise incontestablement l'obstruction. Bokai relate, en effet, plusieurs observations, où ces produits se reformaient si vite et bouchaient si fréquemment le tube que la trachéotomie fut jugée nécessaire.

Cependant, toutes ces éventualités se rencontrent rarement dans la pratique.

Les fausses membranes dures, épaisses, de dimensions considérables ne se présentent pas souvent, même dans des épidémies malignes. Lorsqu'elles existent, elles se localisent surtout aux parties supérieures des voies respiratoires où la pression du tube les maintient et les enserre. D'ailleurs elles s'effritent d'ordinaire peu à peu et leurs parcelles sont ainsi emportées hors de la cavité trachéale, avec les sécrétions de la muqueuse aérienne. Cette délitescence est activée par les pulvérisations de vapeur d'eau antiseptique.

Les fausses membranes de faible volume traversent avec aisance la lumière du tube dont les parois lisses, sans cesse humectées, permettent un glissement facile.

Le plus grand nombre des praticiens, Galatti, Northrup, John Priesley, Vaxham, Dillon-Brown, s'accordent à prétendre que cette facilité d'expectoration par le tube constitue un des principaux avantages de l'intubation sur la trachéotomie. Le tube d'O'Dwyer est fort étroit, plus étroit que la canule. Mais des lambeaux fibrineux, des pseudo-membranes d'une circonférence considérable en parcourent toute la lumière. A les voir, on a peine à croire que cette issue ait été possible.

Baer, Bokai, Jacques, d'autres encore en ont observé de dimensions imposantes. Le calibre du tube est resserré, la direction rectiligne; ces conditions permettent à la respiration et à la toux d'acquérir une force expulsive très puissante. Le courant d'air entraîne, balaie tout le contenu du tube et assure ainsi une libre circulation à travers ce conduit. L'expectoration des fausses membranes par la canule trachéale ne semble pas s'opérer d'une manière aussi favorable.

Enfin, quand la diphtérie tend vers la guérison ou quand sa localisation ne s'est pas encore faite aux canaux trachéo-bronchiques, la sérothérapie arrête de coutume toute propagation aux parties inférieures. La tâche du tubage devient alors moins lourde.

Ce qui rend exceptionnels les accidents que pourrait occasionner l'obstruction, c'est la réaction de l'organisme contre un obstacle à une de ses principales fonctions. Aussitôt que la lumière du tube se trouve encombrée une toux violente se soulève et secoue le malade. Grâce à ce moyen de défense, la fausse membrane est chassée à travers le tube. Parfois celui-ci est emporté dans ces efforts et avec lui le corps du délit. C'est là un dénoûment heureux qui a conjuré une asphyxie imminente.

Néanmoins le malade peut être épuisé et le tube si bien enchâssé dans le larynx que les expirations les plus violentes ne réussissent point à projeter au dehors ce corps étranger inquiétant. En pareille occurrence, le devoir du médecin est de ne pas attendre. On tentera de pratiquer ce que la nature a vainement essayé, on tâchera d'extraire le tube ou de rétablir à tout prix la respiration interrompue.

Evidemment le fil de sûreté, s'il est en place, évite des mécomptes. Dans la pratique courante on a abandonné ce procédé ; il faudra immédiatement faire l'ablation du tube. C'est ici qu'un opérateur accoutumé à ces manœuvres, s'il agit avec rectitude et célérité, rendra un service manifeste.

Quelques praticiens conseillent de provoquer la toux par des vapeurs légèrement irritantes, par l'ingurgitation de liqueurs fortes ou d'alcool. Ces moyens, d'habitude infidèles, font perdre un temps précieux.

Enfin on aurait recours à la trachéotomie, suivie de la respiration artificielle, si l'extraction devenait trop laborieuse ou impossible.

On comprend, en cette occasion, l'utilité d'une surveillante intelligente qui saura donner l'éveil à la moindre dyspnée.

A la Charité de Lyon, les salles des diphtériques sont saturées de vapeurs antiseptiques d'eau phéniquée. On pratique des lavages fréquents de la bouche, de la gorge, du nez. Cette conduite offre de réels avantages. L'humidité imprègne les fausses membranes et les sécrétions, favorise leur désagrégation ; elle agit aussi mécaniquement en facilitant la progression des exsudats et en les entraînant au dehors. Grâce à ces effets secondaires, on épargne souvent des inquiétudes à l'entourage.

Bokai préconise le calomel à l'intérieur pour permettre aux membranes d'être plus aisément délitées. Mais cette médication semble peu efficace et atténue parfois les forces du malade.

O'Dwyer, pour aider la circulation des fausses membranes dans la lumière et pour prévenir tout danger d'obstruction, a fait construire des tubes cylindriques, courts, à gros calibre, d'une longueur déterminée, à extrémité inférieure légèrement rétrécie et à tête petite. Il les utilise dans les cas où les symptômes cliniques démontrent la présence de fausses membranes flottantes et capables de boucher le tube. Bleyer, Egidi ont eu quelquefois à se louer de tubes à peu près semblables. On ne les a jamais mis en usage à la Charité. Cependant Bokai, Gallati et d'autres praticiens éminents rejettent absolument leur emploi. Sans doute, à leur avis, l'expectoration se fait mieux. Mais on ne peut les laisser en place que pendant trois à quatre heures; ils blessent rapidement les parois laryngées, si l'on n'y veille pas. Leur introduction suscite de grosses difficultés. D'ailleurs ils ne sont pas d'une absolue nécessité; les tubes ordinaires suffisent à leur tâche.

Ainsi l'obturation du tube par les fausses membranes n'est pas fréquente. Lorsqu'il se présente, cet accident est toujours conjuré par le rejet du tube. Cette obstruction éventuelle n'amène qu'exceptionnellement la mort et ne constitue pas un danger sérieux avec une bonne surveillance du malade.

Quelques médecins ont signalé l'oblitération par les replis arythéno-épiglottiques œdématiés et formant une sorte d'auvent au-dessus de la tête. Dillon-Brown l'a relatée deux fois. La gêne respiratoire serait considérable et une pareille complication ne paraît être justiciable la plupart du temps que de la trachéotomie. Nous n'avons jamais eu l'occasion de remarquer de pareils faits, d'ailleurs très rares. Massei, pour parer à cet inconvénient, se sert, en ces circonstances, de tubes à extrémité supérieure volumineuse.

§ 4. — Déglutition du tube

Le tube expulsé à la suite d'une quinte de toux, de l'obturation de sa lumière, n'est pas toujours projeté au dehors. Tombé dans le pharynx, il peut y séjourner ou descendre de là dans l'œsophage et parcourir les voies digestives pour arriver jusqu'à l'anus.

Obs. 12. — P... Jeanne, quatre ans et demi, entrée le 26 octobre 1892 avec angine et croup diphtériques. Sortie guérie le 19 décembre. Observation relatée à l'article « Fausses routes ».

Obs. 17. — C... Charles, quatre ans et demi. Entré le 21 février 1893 avec angine et croup diphtériques. Intubation le 21. Cinq heures après, la dyspnée s'accentue, survient un accès de suffocation. On veut extraire le tube ; on ne le trouve plus dans le larynx. On en place un autre. Le 25 février, l'enfant rejette le tube par le rectum. Guéri le 5 mars.

Obs. 113. — B... Elisabeth, trois ans. Entre le 27 juillet 1894 avec angine et croup diphtériques. Tirage, asphyxie. Intubation le 27. A la première tentative, le tube passe dans le pharynx et, le fil s'étant coupé au même moment, le tube est dégluti. Une deuxième tentative avec un autre tube réussit. Pas d'amélioration immédiate ; le tirage continue. Dans la nuit du 27 au 28, même état ; on enlève le tube qui était obstrué par des mucosités. Aucune amélioration. Le tube est nettoyé et remis en place, mais les phénomènes ne changent point. Le tube dégluti n'est point retrouvé dans les selles. Diarrhée abondante. Albuminurie. Urines rares. Le 28 juillet au soir, la dyspnée s'accroît et l'enfant meurt. Autopsie. Trachéite et bronchite pseudo-membraneuses. Poumons congestionnés et asphyxiques. Le tube est dans le gros intestin.

Obs. 138. — C... Charles, dix-huit mois. Entre le 21 novembre 1894 avec angine et croup diphtériques. Tirage. Intubation le 11. Le 22, à la suite d'efforts de vomissements, le tube expulsé tombe dans la bouche, puis est avalé. Trois heures après, l'enfant le rejette de l'estomac.

Mort le 27 novembre de broncho-pneumonie.

Rien de fâcheux ne survient à la suite de cet accident. Les auteurs le signalent tous comme étant sans importance. Le tube peut séjourner dans l'intestin pendant trois, quatre, cinq jours. Quelques auteurs américains publient des cas où il ne fut retrouvé qu'après deux et même trois semaines. Le plus souvent ce corps étranger est rendu sans incident avec les fèces; si parfois toute recherche a été déclarée infructueuse, il faut bien admettre que les selles furent mal examinées.

Dans une de nos observations, le tube provoqua des vomissements qui l'expulsèrent de l'estomac; dans une autre, la diarrhée précéda et suivit son rejet. D'habitude, il ne suscite aucun réflexe et même aucune réaction inflammatoire. Il n'est donc pas nécessaire de favoriser sa course à l'aide de moyens médicamenteux.

Si le tube reste dans le pharynx, les doigts, une pince sauront l'extraire.

Ici encore il faut exercer une surveillance rigoureuse. Après un accès de toux, la suffocation peut survenir et, si l'on n'envisage pas l'éventualité de l'expulsion du tube et sa déglutition, l'on risque de voir l'asphyxie s'établir. Le maintien du fil à demeure obvierait sans doute à cet inconvénient. Mais le fil peut être sectionné, comme dans une de nos observations précédemment enregistrées; alors le même accident que l'on voulait éviter se produit et le tube rejeté la dyspnée réapparaît, ce qui exige la présence du médecin. D'ailleurs cette complication est si bénigne quelle ne saurait entrer en ligne de compte lorsqu'il s'agit de trancher une question aussi sérieuse.

§ 5. — ULCÉRATIONS.

Le séjour prolongé du tube dans le larynx peut déterminer des lésions de décubitus. Plusieurs fois il nous a été donné de remarquer des ulcérations de la muqueuse respiratoire, à l'autopsie ; des événements concomitants ou ultérieurs au séjour du tube nous permirent, dans d'autres circonstances, de supposer leur présence chez des malades qui guérirent.

OBS. 93. — B... Cerès, cinq ans. Entrée le 6 avril 1894. Morte le 18 avril. Observation relatée à l'article « Rejet du tube ».

OBS. 179. — P... Marius, quatre ans et demi. Entré le 3 avril 1895 avec angine et croup diphtériques. Intubation le 3 avril. Injection de sérum anti-diphtérique d'Arloing le 3 et le 4. Le malade, lors de sa réception, était en convalescence de rougeole. Température == 40 degrés. Pouls petit, faible. Mort le 6 avril. Autopsie : broncho-pneumonie. Ulcérations laryngées aux endroits d'élection.

OBS. 178. — C... Marius, seize mois. Entre le 6 mars 1895 avec angine et croup diphtériques. Tirage. Intubation le 6 mars ; injec-

tion de sérum le 6. Les cultures ne donnent que des cocci. T. 40°,1.
Prend la rougeole dans le service douze jours après son admission.
Mort le 5 avril. Autopsie : broncho-pneumonie. Ulcérations du
larynx.

Chez un de nos malades se développe, quatre jours après l'introduction du tube, un abcès qui attenait directement au cartilage thyroïde et semblait faire corps avec lui. Cet abcès, situé sur la partie médiane, paraissait dépendre de ganglions sus-hyoïdiens. Il est probable qu'il avait pris naissance à la suite d'une ulcération laryngée.

Carstens signale 2 cas d'ulcération sur 183 tubages ; dans l'un s'était formé un abcès périlaryngé consécutif à cette ulcération.

Ganghofner trouve 15 fois des ulcérations dans 77 autopsies.
Baer   — 1 —   — 42 —
Northrup   — 20 —   — 107 —

Bokai dans 79 nécropsies découvrit 18 fois des ulcérarations, mais 16 fois elles étaient à peine sensibles. Souvent en effet la partie superficielle de la muqueuse est abrasée, simulant ainsi une desquamation épithéliale.

Schweiger n'a rencontré sur 39 cas qu'une seule lésion de ce genre : « L'enfant avait gardé l'appareil cent onze heures; il y avait au côté droit de l'épiglotte, à la pointe, une ulcération de la grosseur d'une moitié de lentille et une autre perte de substance plus bas, sur la ligne médiane, mettant à nu les 4e, 5e, 6e cartilages trachéaux, sur une étendue du diamètre d'un grain de millet. »

Ces ulcérations se produisent d'ordinaire en deux endroits caractéristiques : sur la face interne de la trachée à la partie qui touche au 6e ou 7e anneau et là où le renflement du tube vient prendre appui ; en ce point, les cartilages arythénoïdes et la muqueuse de la trachée correspondent à l'anneau du cricoïde. La base de l'épiglotte est quelquefois érodée.

La plupart des auteurs soutenaient jusqu'ici que ces ulcérations relevaient du séjour prolongé du tube dans le larynx. Les faits, la lecture attentive des observations ne plaident pas en faveur de cette idée.

Et d'abord la guérison survient rapidement chez des malades qui avaient occupé le tube un laps de temps considérable. Baer est à ce sujet très explicite.

Bokai relève des durées de séjour du tube de 227, 243, 360 heures dans des cas qui ont très bien guéri. Galatti cite un enfant de vingt mois chez qui le tube séjourna sans encombre 436 heures dans le larynx avec dix intubations. Bonain montre l'observation d'un enfant de onze mois qui a guéri sans aucune suite fâcheuse avec une intubation qui dura douze jours consécutifs. Nous présenterons plus loin les données de Baer de Bleyer, en prouvant combien grande est la tolérance du larynx.

La clinique nous apprend en outre que l'ulcération apparaît parfois au bout de quelques heures ou après un nombre restreint de jours.

L'exsudat fibrineux fait en quelque sorte office de gaine intérieure, protectrice; il amortit les chocs, diminue la pression. Mais ce rôle des fausses membranes est étroitement borné.

Si nous cherchons à nous rendre compte de la cause déterminante de cet accident, nous remarquons qu'il survient quelquefois chez des sujets en éruption ou en convalescence de rougeole, de scarlatine. Dans d'autres circonstances, les cultures bactériologiques nous font déceler dans l'arrière-gorge des infections secondaires et surtout la présence dans le pharynx et la bouche de nombreuses colonies de streptocoques. En telle occurrence le larynx offre une inflammation plus maligne. Les agents pathogènes sont là qui ne demandent qu'à faire des ravages. La compression du tube sur la muqueuse trachéale, dont l'épithélium est déjà détruit en partie, provoque une congestion passive très favorable au développement des germes. La muqueuse est envahie, une gangrène partielle se produit; l'ulcération ne tarde pas à lui faire place. La diphtérie à infections secondaires est par elle-même très virulente et l'état général de l'enfant bien mauvais, conditions encore adjuvantes. Le larynx est par lui-même tolérant, s'il se trouve aseptique. Le tube a donc été nettoyé avec un soin méticuleux.

Nous devons rappeler la fréquence des ulcérations trachéales chez les trachéotomisés qu'une cachexie excessive, la malignité de la maladie vouent à une mort certaine. Dans ces cas la nutrition est imparfaite et les tissus fragiles subissent une altération rapide.

Sans doute le poids lui-même du métal influe sur la formation de l'érosion. Il ne faut cependant pas rechercher dans le décubitus une cause déterminante, mais bien une cause occasionnelle.

Certains praticiens ont avancé que le tube présentant une légère convexité postérieure s'adaptait mal au conduit trachéal qui, lui, a une convexité antérieure. Cette courbure est insignifiante. Plus importants sembleraient les frottements produits sur l'épithélium par la course incessante du larynx en haut et en bas. Mais toutes ces considérations sont négligeables.

Cette complication entraîne exceptionnellement des accidents sérieux : la toux est rare, il n'y a pas d'exemple d'hémorragie digne de remarque. On n'a enregistré aucun cas où le processus ulcératif localisé aux cordes inférieures ait altéré la voix d'une façon constante.

Quelques médecins ont signalé des abcès périlaryngés consécutifs à cette ulcération. Au moyen du laryngoscope, d'autres ont découvert de la chondrite et de la périchondrite. Mais ces lésions ne se rencontrent pas souvent.

Waxham, pour prévenir ces dangers, a fabriqué des tubes en gomme élastique et en caoutchouc rouge. Ce système n'a jamais reçu de sanction expérimentale. Entre les mains des auteurs qui s'en sont servis, il n'a pas donné de bons résultats. Les tubes métalliques sont préférables ; leur poids offre plus d'avantages que d'inconvénients.

La sérothérapie paraît devoir diminuer les chances d'ulcérations.

Ces complications se présentent aussi dans la trachéotomie où plusieurs fois elles occasionnèrent une hémorragie grave due à l'érosion de l'artère anonyme. Schwalbe, Galatti, Krönlein, Roger, Sanné, Holmès, tous ceux qui se sont occupés de la trachéotomie ont pu remarquer ces ulcérations par la canule.

Les granulations causées par le séjour du tube, communes après la trachéotomie, sont exceptionnelles après l'intubation.

§ 6. — Complications pulmonaires

Quelques auteurs américains avaient manifesté la crainte de voir l'introduction de parcelles d'aliments, dans la trachée et les bronches déterminer des complications pulmonaires, une pneumonie *ab ingestis*. Nothrup a entrepris des expériences. A l'aide de liquides colorés, il a montré que les aliments ne pénètrent jamais dans les bronches, après l'intubation, et qu'ils ne sauraient séjourner dans la trachée. Si une goutte liquide, une petite partie d'aliment solide tombe à travers le tube jusqu'à la trachée, une toux protectrice s'élève, qui expulse le corps étranger. L'examen cadavérique de cent vingt enfants ne permit pas de constater cette sorte de pneumonie. La meilleure preuve en est encore dans l'observation des sténoses chroniques ayant nécessité l'intubation : jamais, malgré la dysphagie, ne survient un pareil accident.

Lorsque la broncho-pneumonie existe, la seule responsable est la maladie initiale. Ce danger, fréquent dans la trachéotomie, n'est donc qu'illusoire. La fièvre elle-même est du ressort de la diphtérie ou de ses infections secondaires.

§ 7. — Adéno-phlegmon sus-hyoidien

Outre les adéno-phlegmons du cou, véritables bubons diphtéritiques remarqués dans le cours ordinaire de la maladie, on observe parfois des localisations inflam-

matoires particulières aux sujets intubés : le ou les gan-
ganglions prélaryngés décrits par Poirier peuvent s'en-
gorger, donner naissance à une tumeur qui finit par
s'abcéder.

Obs. 95. — M... Paul, deux ans et demi, 16 avril 1849. Voir
« Rejet du tube ».

Obs. 166. — H... Georges, deux ans. Le 21 janvier. Adéno-
phlegmon prélaryngé ouvert au bistouri. Voir « Difficultés de l'introduction ».

Obs. 197. — P... Claudine, cinq ans et demi. Entre le 10 avril
1895. Angine et croup diphtériques. Sérothérapie. Intubation.
Adénite du ganglion prélaryngé, qui forme une tumeur inflammatoire. Les cultures ne donnent que des cocci. Le 15, extubation
laborieuse. Un quart d'heure après, tirage et intubation.

Le 20 avril, extraction du tube. Le 21, réintubation. Le 27 avril,
ablation du tube. Dès qu'on sort celui-ci, pendant la manœuvre,
l'abcès du cou s'ouvre spontanément et donne issue à une quantité
considérable de pus.

Carstens signale un fait semblable.

Cette infection n'aurait-elle pas lieu grâce à une
érosion de la muqueuse? Les agents pathogènes ne trou-
veraient-ils pas là une porte d'entrée? Cette interpré-
tation ne saurait être rigoureusement démontrée ; elle
paraît néanmoins la plus probable.

CHAPITRE IV

Inconvénients et accidents de l'opération pendant l'extraction du tube.

§ 1. — QUAND DOIT-ON PRATIQUER L'ABLATION DU TUBE ?

Telles sont les complications inhérentes au séjour du tube dans le larynx. Mais les manœuvres d'extraction entraînent aussi des accidents. Ceux-ci relèvent parfois du moment où l'on effectue l'ablation. Il est donc indispensable de connaître à quelle époque l'opération doit prendre fin.

Les auteurs ne sont pas d'accord pour donner au séjour du tube une durée déterminée. Les uns l'enlèvent après vingt-quatre heures, craignant une ulcération par pression sur la muqueuse. D'autres, comme O'Dwyer, le laissent jusqu'au cinquième jour. Quelques-uns le conservent plus longtemps sans interruption. Certains praticiens (Jacques) se basent sur l'âge pour fixer la date de

l'extraction. Il y en a qui, redoutant la gêne de la déglutition, le retirent fréquemment pour alimenter le
malade.

Il est impossible de poser une règle générale. Le laps
de ce temps est subordonné à la sténose laryngée. La
sérothérapie elle-même qui agit sur le virus diphtérique
ne fait pas disparaître le spasme. Pourtant, nous le verrons, chez nos malades traités par le sérum le séjour du
tube semble être de moindre durée que chez ceux qui ne
l'ont pas été. Le larynx est d'une tolérance remarquable ; il
peut supporter impunément l'appareil d'O'Dwyer pendant
deux à trois semaines. Les ulcérations, les troubles de la
voix sont hors de proportion avec cette durée.

Dans sa dissertation inaugurale, Baer montre :

3 fois le tube enlevé définitivement après	8 jours, soit	192 heures
2 — — —	10 —	240 —
1 — — —	33 —	792 —
1 — — —	34 —	816 —
1 — — —	52 —	1248 —

Bokai, Jacques enregistrent des cas de guérison après
un séjour de trois cent cinquante heures ; Egidi en note
un de cinquante-deux jours.

Bleyer dans le tableau suivant indique que le tube est
extrait définitivement.

Après le 1er jour	5 cas
— 2e —	29 —
— 3e —	37 —
— 4e —	43 —
— 5e —	22 —

Après le 6ᵉ jour . . . . 10 cas
—   7ᵉ   — . . . . 13 —
—   9ᵉ   — . . . . 6 —
—   10ᵉ   — . . . . 4 —
—   11ᵉ   — . . . . 3 —
—   15ᵉ   — . . . . 2 —
—   20ᵉ   — . . . . 2 —

Dans nos observations, la durée moyenne du tubage est de cinq jours ; nous enregistrons des durées extraordinaires de :

10 jours . . . . observat. 119
8   — . . . . — 167
432 heures . . . . — 183
280   — . . . . — 95
210   — . . . . — 131
200   — . . . . — 177

Dans 13 cas consécutivement à une expulsion prématurée du tube ne survint plus aucun trouble : la guérison fut définitive. Le rejet du tube eut lieu, en ces circonstances 1 heure, 2 heures, 5 heures et 7 heures, 1 jour, 2 jours, 3 jours après sa première introduction. Dans 17 cas ce rejet se produisit à plusieurs reprises chez le même sujet et nécessita une nouvelle intervention.

Goldthwaith et Prescott ont examiné de nombreux malades guéris. Jamais ils n'ont pu attribuer au séjour du tube dans le larynx des accidents fâcheux.

Guinier de Montpellier a signalé qu'avec un peu d'habitude on parvient à introduire des corps étrangers dans le vestibule laryngien et à les maintenir un certain temps en contact des cordes vocales rapprochées.

A l'hôpital, la marche de la maladie, les symptômes postérieurs à l'extraction serviront de guide. Dans la clientèle, on pourra laisser le tube pendant plusieurs jours si aucun phénomène ne le contre-indique. L'expérience apprend cependant que le spasme laryngé disparaît d'autant plus vite que l'ablation se fait plus tard. Ainsi, en consultant nos observations, voyons-nous la sténose s'établir avant une ou deux heures lorsqu'on retire le tube après vingt-quatre ou quarante-huit heures. Si elle naît à un moment ultérieur, elle ne se développera que progressivement ; la cyanose, l'asphyxie subites ne seront pas à redouter. La respiration s'améliorera donc définitivement ou bien le tirage et la suffocation ne surviendront pas d'emblée.

La chute de la température, la rapidité avec laquelle la gorge se dépouille de ses fausses membranes ne sauraient nous renseigner sur la durée de l'opération. Elles nous permettront néanmoins de faire quelques hypothèses.

L'on se rappellera le danger qu'il y a à détuber de bonne heure les malades que l'on a eu de la peine à intuber.

D'une façon générale, un terme moyen semble déterminer approximativement la durée de ce temps : au bout de quatre à cinq jours la respiration devient à peu près normale et le tube extrait la sténose ne se reproduit plus. Pour Dillon-Brown cette moyenne serait de 5 jours 10 heures = 130 heures ; pour Galatti et O'Dwyer également. Mais comme le spasme dépend à la fois de la maladie elle-même et du petit malade, on ne saurait trouver un critérium dans l'espèce. On effectuera l'ablation du tube lorsqu'on le jugera nécessaire et, si la perméabilité des voies respiratoires n'est pas encore rétablie, on pratiquera de nouveau le tubage selon l'indication fournie par les symptômes. Néanmoins l'on n'oubliera pas que l'on peut laisser le tube en place pendant plusieurs jours, sans occasionner de désordres et on évitera ainsi une nouvelle intubation qui pourrait devenir difficile.

§ 2. — DIFFICULTÉS DE L'EXTRACTION.

Il est des circonstances, exceptionnelles heureusement, où le tube doit être extrait le plus vite possible : sa lumière est obstruée ; l'enfant asphyxie peu à peu ; il n'y a pas de temps à perdre. Le médecin retirera ainsi des bénéfices considérables de son expérience. Il saura manier l'extracteur aussi aisément que le porte-tube, car, alors même que le fil de sûreté est laissé en place, il faut prévoir les cas où il est accidentellement sectionné. Néanmoins, les instruments dont il fait usage, le malade même lui offriront des conditions de succès et d'insuccès souvent indépendantes de la volonté de l'opérateur. Il pourra lui arriver, en effet, de tenter en vain l'ablation du tube ou d'éprouver des embarras dans ces manœuvres.

Tous les praticiens s'accordent à reconnaître que l'extubation est d'une pratique très difficile, plus difficile encore que l'intubation. Seul Ramon de la Sota y Lastra ne partage pas cette opinion. Bokai, par crainte, ne coupe pas le fil de sûreté.

Plus que dans l'introduction, il faut, pendant l'extraction, être maître de soi. Le sang-froid rend ici des services. L'ennui, l'excitation, l'énervement qui, pour l'opérateur, résultent de plusieurs échecs consécutifs, sont préjudiciables au malade. Après des essais infructueux, on doit laisser le patient en repos pendant quelques instants ; de nouveaux deviendraient inutiles. L'insuccès est souvent dû à des tentatives prolongées et maladroites.

Une sensibilité tactile exquise présente à l'intubateur de réels avantages. Il opérera d'autant mieux qu'il se rendra plus aisément compte de la topographie du larynx et des parties voisines. L'habitude semblera être nécessaire à l'acquisition de cette qualité pourtant naturelle. Les sensations deviennent plus nettes à mesure que l'on apprend à toucher ; il y a comme une éducation de la sensibilité. Aussi voit-on les débutants extraire le tube avec beaucoup de peine alors qu'ils sont rapidement parvenus à l'introduire.

Certaines difficultés sont encore communes à l'extraction et à l'introduction : une cavité buccale petite, profonde, l'œdème du larynx, l'éloignement de ce dernier, l'âge du malade. La mobilité excessive de l'organe vocal est une des raisons majeures à faire valoir. Le doigt, surtout quand il est court, n'arrive pas toujours à suivre ses mouvements ; il remplit mal son office de guide. La pince s'engage dans la lumière du tube, mais s'en dégage bien vite et il faut saisir l'occasion convenable où la prise sera bonne, ce qui nécessite certains tâtonnements.

Mais parfois aussi l'on n'arrive pas à pénétrer dans le tube : l'index n'est alors pas en contact avec l'épaule et l'instrument a pris une mauvaise direction. La partie supérieure de la lumière du tube est à pans coupés, l'extrémité de la pince doit fatalement tomber dans le canal.

L'instrument peut déraper si l'on n'exécute pas les préceptes déjà énoncés à propos du manuel opératoire. Cet accident peut avoir lieu en tous les points du chemin que l'on parcourt pour amener le tube au dehors, grâce au mauvais fonctionnement de l'appareil, à son introduction imparfaite, à la petite capacité des cavités à franchir. Le tube glisse en ce cas dans le pharynx, dans la bouche, l'estomac, l'intestin, tous inconvénients que nous avons déjà énumérés. L'inclinaison en avant de la tête du malade facilitera l'issue du tube et son expulsion.

Cependant, des circonstances se présentent où l'extraction est impossible. A plusieurs reprises on a laissé reposer le patient, à plusieurs reprises tout essai est resté vain ; le lendemain, quelques jours après, mêmes efforts stériles. Il existe des enfants chez qui, pendant un certain temps, on ne peut pratiquer l'ablation du tube. Cette particularité s'observe aussi dans la trachéotomie.

A quoi tient cette complication ? On la rencontre d'ordinaire dans les cas où l'intubation elle-même a offert des obstacles. Le même spasme qui arrêtait le tube à l'orifice laryngien au moment du cathétérisme, le serre étroitement, l'empêche de s'échapper. Souvent pendant le cours d'une extraction laborieuse, on sent ce spasme et alors même que le ventre du tube se trouve hors du larynx les muscles glottiques par leur contraction compriment le métal. L'enfant s'est accoutumé à supporter un appareil qui l'a soulagé et guéri ; il respire bien. Un spasme instinctif voudrait-il interdire qu'on touche à un hôte bienfaisant ? Ce spasme naît-il sous l'influence des manœuvres ? Est-ce là une réaction particulière aux sujets névropathes ? Ce sont là des suppositions toutes gratuites. Meslay a vu deux fois cette sténose être due à la compression des récurrents par des ganglions médiastinaux hypertrophiés à la suite de tuberculose pulmonaire.

Mount-Bleyer, après des tentatives inefficaces, va à la recherche du tube avec l'aide de ses doigts ; la bouche étant maintenue ouverte, il soulève le larynx en haut et en arrière. Ce procédé suscite de sérieuses difficultés surtout en présence de malades un peu âgés.

Chez les tout jeunes enfants l'extracteur armé du tube. constitue une courbe rigide d'un rayon minime et dont le sommet est arrêté en arrière du voile palatin. L'extrémité du tube bute alors contre le larynx qui peut être blessé dans un effort malencontreux.

Jacques pense que chez ces tout jeunes malades principalement l'extraction est facilitée par le rejet du larynx en haut et en arrière avec le pouce de la main gauche, l'index étant introduit à la partie postérieure de l'épiglotte sur la tête du tube.

Cheatham de Louisville conseille de renverser le patient, de le secouer et de porter les doigts dans le pharynx pour provoquer des vomissements. Ce moyen barbare n'est pas usité.

Quelques auteurs ont essayé d'extraire le tube avec un aimant. Cette méthode n'a pas réuni beaucoup de suffrages.

D'autres, pour rendre plus praticable ce temps de l'opération, ont adapté à la tête du tube un petit anneau articulé, que l'on relève avec l'index et dont la préhension à l'aide du pouce s'exécute facilement. Nous n'avons pas expérimenté cette modification que les praticiens n'ont pas encore adoptée.

De l'examen de nos malades, des considérations précédentes, il ressort que l'ablation du tube n'entraîne pas des obstacles insurmontables, ne présente pas de graves inconvénients. Les légères transformations que l'on a apportées à l'instrumentation d'O'Dwyer dans le service des diphtériques de Lyon rendent la tâche du médecin beaucoup moins laborieuse.

§ 3. — ACCIDENTS DE L'EXTRACTION.

Outre les inconvénients dévolus aux difficultés elles-mêmes de l'ablation du tube, certains accidents surviennent aussi dans le cours de ce temps opératoire.

L'hémorragie consécutive aux lésions produites par l'extracteur est d'ordinaire insignifiante. Une seule fois elle devint inquiétante. Les moyens hémostatiques habituellement employés en pareille circonstance suffisent à l'arrêter. On saura la prévenir en manœuvrant avec calme et douceur.

On a signalé la possibilité d'introduction du bec de la pince entre le tube et la muqueuse, surtout en arrière de l'épiglotte. Cette hypothèse manque de sanction clinique. En tout cas on l'évitera en ayant soin de ne pas exercer de pression sur la poignée pendant les essais de l'ablation.

Refoulement du tube dans la trachée. — Le refoulement du tube dans la trachée a été enregistré à deux reprises dans nos observations, mais l'épaule fut retenue par les cordes vocales. Le toucher donna des renseignements précis. Le seul extracteur parvint cependant, mais non sans quelque peine, à retirer l'appareil.

Carstens signale deux faits semblables. Chez l'un de ses malades la trachéotomie resta l'unique ressource, le tube fut repoussé par l'ouverture trachéale ; chez le second, la pince arriva à l'extraire.

Quelles sont les causes de cette complication ? Sans doute, si le tube est de petit calibre il glissera facilement. O'Dwyer, Jacques à la suite d'expériences cadavériques ne purent obtenir cette pénétration artificielle dans la trachée. Une assez grande violence dut être mise en jeu pour entraîner jusqu'aux cordes vocales un tube approprié à l'âge, au développement relatif du sujet. Le renflement, les épaules du métal le maintiennent solidement. Cette chute partielle est le plus souvent due aux pressions malencontreuses exercées sur le tube, surtout quand on ne prend pas la précaution de bien relever le manche de l'instrument pendant l'opération.

Les auteurs relatent cet accident comme tout à fait exceptionnel.

Vomissements. — Les attouchements de la gorge durant l'extraction du tube provoquèrent des vomissements chez un de nos malades. Les aliments pourraient pénétrer dans les voies respiratoires. On placera la tête de l'enfant dans une position déclive, ce que l'on obtiendra aisément si l'opéré est couché dans son lit. On sera quelquefois obligé de ne pratiquer aucune tentative après les repas. Huber dut renoncer, pendant plusieurs jours, à toute ablation chez un malade qui vomissait à l'instant où la pince parvenait dans l'arrière-bouche.

§ 4. — Spasme laryngé consécutif a l'ablation du tube.

Le tube extrait, s'établit parfois une asphyxie rapide. Quelques minutes après, ces phénomènes s'atténuent, finissent bientôt par disparaître. Ils résultent d'un spasme glottique.

Mais certains sujets ne supportent pas l'ablation définitive de l'appareil, ils deviennent dyspnéiques lorsqu'on veut les en priver.

Obs. 93. — B... Cerès. Relatée à l'article « Rejet du tube ».

Obs. 95. — M... P. Relatée à l'article « Rejet du tube ».

Obs. 167. — C... François, vingt mois. Entre le 21 janvier 1895, avec angine et croup diphtériques. Intubation et sérothérapie le 21 janvier. T. = 40 degrés. Le 25 on extrait le tube avec beaucoup de difficulté ; immédiatement après, s'établit une dyspnée violente suivie d'une crise éclamptique. Malgré cela, on pratique le tubage. Extraction le 29 janvier. Le malade tousse quand il a fini de boire.

Sort guéri le 24 février.

« Schweiger rapporte l'observation d'un enfant de 10 mois qui garda son tube pendant 7 jours, en tout 121 heures, intervalles déduits. Après qu'on lui eut enlevé le tube pour la 5e fois, il présenta des signes de sténose laryngée ; cependant il n'y avait rien à la gorge, il n'y avait aucune manifestation pulmonaire. »

Dans un cas relaté par Galatti, l'intubation a duré 436 heures, réparties en 22 jours. « Le sujet, un jeune garçon de 20 mois, après une diphtérie pharyngienne datant de 10 jours, semblait guéri lorsqu'une semaine plus tard se manifesta la sténose laryngée. Après une première introduction et une première tentative d'abla-tion, l'opération dut être renouvelée 9 fois : en tout 10 intubations. Le dernier jour le petit malade expectora son tube, comme les autres fois du reste. Le spasme ne se reproduisit plus. Malgré ce succès, l'enfant succomba aux suites d'une paralysie post-diphtéritique localisée au voile palatin et aux muscles respiratoires. L'autopsie démontra la présence d'une périchondrite dans la région du cartilage cricoïde. Il y avait à la face supérieure de chacune des deux cordes vocales supérieures une petite cicatrice superficielle déprimée, 1 centimètre au-dessous des cordes vocales supérieures, au niveau du cricoïde, une cicatrice englobant le cartilage et la muqueuse tra-chéale et rétrécissant le conduit aérien. »

Parfois la sténose persistante offre des obstacles insur-montables à une nouvelle intubation. On comprend les dangers que présente, dans ces cas, l'extraction du tube. Quelques auteurs, devant une asphyxie menaçante, après maints efforts infructueux, furent contraints de pratiquer la trachéotomie.

En certaines circonstances, nous l'avons montré déjà, le larynx intolérant expulse le tube et néanmoins le spasme réapparaît.

Ainsi nous devons prendre en considération trois faits singuliers dont deux paraissent pourtant contradictoires :

1° Il est des opérés qui rejettent leur tube à tout instant ; la dyspnée s'installe ensuite ; le cathétérisme de la glotte pare à cet inconvénient ;

2° D'autres malades suffoquent aussitôt après l'ablation artificielle de l'appareil ; celui-ci leur est indispensable ;

3° Chez quelques-uns, cette extraction provoque une sténose qui ne permet pas d'introduire un nouveau tube.

Quelle est l'origine de ces complications ?

Cette sténose ne tient pas à la diphtérie elle-même. Par son caractère elle diffère de la sténose croupale. Il faut en rechercher la cause dans les manœuvres d'extraction. Elle ne semble pas due à la gêne de la respiration sous l'influence du gonflement des tissus. Le relâchement subit de toutes les parties de l'organe n'est pas étranger à cette manifestation et le larynx qui avait contracté de nouvelles habitudes privé subitement d'un aide précieux se contracte avec intensité. Le plus souvent ce reflexe n'est que momentané. Il persiste quelquefois, mettant la vie du malade en péril. Cette complication se présente surtout chez les enfants nerveux : le spasme vaincu, le tube en place, le petit malade respire tout à l'aise ; la dyspnée ne peut se reproduire. Les muscles déterminant ce spasme entrent dans un état complet de relâchement pendant ce bien-être relatif et la moindre quinte de toux chasse le tube. Une fois le tube expulsé, l'enfant redoute souvent une nouvelle intubation et son éréthisme nerveux ne va que s'accroître. De là, retour du spasme progressif et parfois assez rapide pour obliger à une nouvelle intubation.

Une ulcération localisée à la muqueuse vocale serait-elle coupable de ces méfaits ? Sans doute cette irritation périphérique pourrait entraîner de pareils désordres ? L'autopsie, relatée plus haut de l'opéré de Galatti, a fait deceler quelques ulcérations et des cicatrices ; celle de

notre malade qui fait l'objet de l'observation 93 nous
en montre aussi. Nous ne pensons pourtant pas que ces
érosions soient la cause initiale, déterminante de la contracture glottique. La sténose existe avant l'intubation et
après la première extraction, alors que la muqueuse n'a
pas encore été blessée; elle ne revient qu'à l'occasion de
nouveaux essais et on la remarque parfois chez des enfants
dépourvus de toute lésion. C'est là un tirage nerveux en
rapport avec l'état général, nous allions dire psychique
du petit enfant. Le mal réside dans le spasme et celui-ci
dans une irritabilité spéciale des terminaisons nerveuses
du larynx. Aussi est-il assez fréquent de l'observer
dans des cas où l'intubation s'est effectuée avec de
sérieuses difficultés. L'instinct du patient doit entrer en
ligne de compte. On enregistre parfois des phénomènes
identiques dans la trachéotomie; même après une anesthésie profonde au chloroforme, on ne peut extraire la canule.

La résolution du spasme s'obtient quelquefois par l'administration de chloral à l'intérieur, de bromure, de chloroforme en inhalations. On pourra appliquer sur la partie
antérieure du cou des éponges imbibées d'eau très
chaude. Galatti emploie l'opium à la dose de I à II gouttes
toutes les heures (enfants de vingt mois). Le médecin finit
presque toujours par avoir raison de ces inconvénients.

L'opération est terminée, les fausses membranes n'existent plus, le malade doit encore être soustrait à toutes les
causes capables de susciter un nouveau spasme. La glotte
à peine délivrée de son appareil reste pendant quelque
temps sensible à de nombreuses manifestations. Il ne faut
pas essayer de faire parler le malade; la sténose pourrait
s'établir subitement par suite de la tension des cordes

vocales. On doit épargner au patient toute émotion, toute contrariété, toute secousse un peu violente. Le repos le plus absolu préviendra des accidents ultérieurs. La dyspnée naissait ou augmentait d'une façon très nette chez une petite fille du service de M. Moizard, à l'hôpital Trousseau, dès qu'on s'approchait de son lit.

§ 5. — ACCIDENT POST-OPÉRATOIRE.
RAUCITÉ DE LA VOIX.

Aussitôt après l'extraction du tube la voix devient normale. Le plus souvent elle reste rauque pendant quelques jours, puis tout rendre dans l'ordre : l'enfant peut alors crier et chanter.

Dans quelques circonstances cette raucité persiste pendant une, deux semaines. Une aphonie passagère a été signalée.

	Durée du séjour du tube	Durée de la dysphonie
Observation n° 158	5 jours	10 jours
— 165	3 —	0 —
— 126	4 —	30 —
— 133	5 —	2 —
— 109	7 —	8 —
— 115	1 —	2 —
— 119	10 —	6 —
— 120	4 —	24 —

La raucité de la voix est éminemment variable; elle ne semble pourtant pas soumise à celle du séjour du tube. Le tableau précédent montre qu'il est des cas où, après une intubation de courte durée, la dysphonie subsiste plusieurs jours ; dans d'autres, après une intubation de longue durée, cette particularité s'efface avec une rapidité hors de tout rapport.

« Schweiger a vu chez un enfant intubé à cinq reprises, pendant une durée totale de soixante-deux heures, la raucité persister pendant deux mois, d'après les renseignements donnés par la mère. Les autres opérés qu'il a pu revoir parlaient comme à l'ordinaire, et l'examen laryngoscopique pratiqué par M. Ronsburger ne révélait rien d'anormal. »

Ganghofner enregistre un cas où la dysphonie ne dis - parut pas pendant un mois, d'autres faits où elle s'évanouit au bout de quelques jours, rarement de quelques semaines. Les opérés de Jacques recouvrirent la voix après un laps de temps compris entre une et huit semaines. Baer mentionne deux observations d'aphonie longtemps persistante. La littérature ne signale pas de raucité définitive. Ce sont là des troubles passagers qui n'affectent pas tous les malades. Il existe de nombreux enfants chez qui la voix se rétablit immédiatement après l'ablation du tube. On ne saurait donc considérer cet inconvénient comme grave.

Bien plus, pendant que le tube est en place, quelques sujets n'ont pas perdu l'usage complet de la parole. Ils ont la faculté de s'exprimer en un langage articulé. Nous avons pu de cette façon interroger un malade de quatorze ans et plusieurs autres de douze, dix ans ; ceux-ci répondaient parfaitement à nos questions. Le timbre de la parole était presque normal, quoique peu élevé. Ces enfants nous communiquèrent toutes leurs impressions. D'ordinaire la voix est seulement chuchotée. On conçoit l'avantage considérable de pouvoir ainsi se mettre en relation avec les opérés.

L'aphonie est parfois complète. Dans ce cas, elle paraît résulter du caprice de l'enfant. Celui-ci, au moment où il possédait le tube, voyant qu'il éprouvait de grandes difficultés à parler, n'a plus voulu tenter aucun effort vocal et, même après l'ablation de l'appareil, les persuasions les plus douces, les promesses les plus touchantes ne réussissent souvent pas à le tirer de cet état d'apathie, de ce mutisme recherché. On peut remarquer un fait semblable après la trachéotomie : la canule placée, la glotte devient comme impuissante à faire sortir un son articulé; à partir de cet instant et bien qu'on ait rétabli le courant d'air dans la trachée, le petit malade est volonlairement frappé d'aphonie. Ces phénomènes exceptionnels se dissipent rapidement.

L'extinction de la voix ne dépend pas des lésions produites par le tube : l'ulcération est si rare à l'autopsie !

La tuméfaction de la muqueuse et des cordes, la présence des fausses membranes jouent ici un rôle effacé.

Les muscles du larynx pourraient se trouver parésiés par le seul fait de la diphtérie. On remarque cette complication après des laryngites croupales non opérées. Le tube comprimant une région plus ou moins enflammée ne réussirait-il pas à provoquer ces désordres ? Ce sont toutes questions auxquelles il est difficile de répondre.

L'immobilité relative et momentanée de l'organe vocal, due à la présence du tube, gêne la fonction des cordes. Celles-ci peuvent subir pendant un certain temps des modifications à la suite de la perte de l'exercice.

Il faut aussi compter avec les paralysies diphtéritiques localisées aux nerfs du larynx.

De la Sota y Lastra écrit : « Si la voix persiste normale après la trachéotomie, c'est que la canule est extraite à une époque où a disparu la tuméfaction des tissus enflammés. » La clinique ne justifie pas toujours cette opinion.

L'on ne saurait attribuer à un seul fait l'apparition de ce symptôme. Plusieurs conditions se réunissent probablement pour l'engendrer et, si le tube est la cause occasionnelle de la dysphonie, la maladie semble en être la cause déterminante. La variabilité de la durée de l'accident exprimerait la variabilité de ces conditions mêmes.

CHAPITRE V

Intubation et Sérothérapie.

A la naissance de la sérothérapie, l'intubation dans
le croup semblait avoir vécu. Plus n'était besoin de rien
tenter : le traitement nouveau suffisait seul à une guérison
définitive. Lorsque le calme et la réflexion eurent succédé
à cette impulsion d'enthousiasme, l'on s'aperçut que le
sérum n'était point le médicament souverain, idéal. Sans
doute il opère des améliorations dignes de remarque ; sans
doute il donne des résultats qu'on n'avait jamais obtenus jusqu'ici. Mais il ne s'attaque pas toujours aux cruelles conséquences de la diphtérie. Le patient (nous n'avons pas en
vue les cas malins où malheureusement la sérothérapie
n'est pas toujours efficace), dans les attaques modérées,
meurt non pas de la maladie propre, mais des troubles
indirects qu'elle suscite. Pour connaître par conséquent
la valeur de l'intubation dans la sérothérapie, il importe
d'étudier l'action de cette dernière sur la diphtérie et principalement sur ses complications laryngées et rechercher

si la méthode inaugurée en France par Roux offre en vérité des obstacles sérieux au procédé d'O'Dwyer.

Nous énoncerons brièvement les propriétés du sérum diphtéritique en nous appliquant à découvrir quelles sont les modifications qu'il exerce sur les phénomènes laryngés.

Consécutivement à l'injection, dans un cas de croup non opéré, les symptômes généraux et locaux diminuent d'intensité. Si une dyspnée légère s'était établie, elle rétrocède après quelques heures, un jour. Si la suffocation existait déjà, elle s'efface moins rapidement. Le tirage, lui, ne régresse qu'avec lenteur. Dans l'intervalle que parcourt le mal pour arriver jusqu'à l'amélioration, des crises de spasme glottique viennent parfois tourmenter le malade. Ces accès s'espacent de plus en plus et finissent par s'évanouir.

Pendant ce temps les fausses membranes dans la gorge, postérieurement dans le larynx se détachent, se recroquevillent, se ratatinent et sont expulsées. Elles ne sont pas crachées en bloc, d'une seule pièce. Bien plus souvent nous n'en avons observé que des fragments. Certains praticiens, comme Kolisko de Vienne, les ont vu se transformer en une masse pâteuse, crémeuse. Mais la durée nécessaire pour que les muqueuses soient détergées est variable ; il faut deux, trois, quatre, parfois cinq, six jours, pendant lesquels la sténose peut se développer.

Dans des circonstances rares, exceptionnelles, signalées par des auteurs, l'affection se propage au larynx, malgré la sérothérapie.

Parfois même après l'expectoration des fausses membranes, sous l'influence de causes qu'on ne saurait déceler, d'ordre général ou particulier, des crises de suffocation entrent en scène, disparaissent pour reparaître encore. Quelques jours après, la situation devient normale. Plusieurs fois aussi, nous avons vu la sténose s'établir alors que l'injection de sérum avait été pratiquée à l'entrée du malade et que le tube avait été extrait depuis vingt-quatre heures, après un séjour réglementaire ; une inquiétude, une frayeur, une secousse un peu brusque avaient suffi à la produire.

De même le tirage peut survenir à une époque où tout permettrait de croire l'enfant entré en convalescence. Mais ces occasions se présentent rarement.

Massei a enregistré des faits semblables à ceux que nous avons énumérés.

Il résulte de ces considérations que la sérothérapie s'adresse à la diphtérie proprement dite, mais qu'elle ne combat pas une des complications laryngées des plus terribles, nous avons dit le spasme glottique.

La vraie cause du croup, en tout cas la principale, réside dans la sténose laryngée. Parfois sans doute l'obstacle est mécanique, parfois aussi le genre de phlogose, tuméfaction considérable de la muqueuse et à laquelle vient s'ajouter la localisation de l'exsudat fibrineux, jouent un rôle. Mais la présence de la fausse membrane, ainsi que l'enseignait Trousseau, occupe une place bien minime dans la symptomatologie du croup. On doit accorder le premier rang à l'élément spasmodique qui lui est indépendant de la diphtérie dans son essence même. Que cette névrose glottique dépende d'un œdème collatéral, qu'elle dépende de la laryngite ou d'autres lésions mal expliquées par l'étiologie, elle n'en existe pas moins. Il faut y pourvoir.

Fréquemment le croup débute d'emblée d'une façon sournoise, revêtant les allures d'un simple rhume. La suffocation se développe et désille les yeux des parents, quelquefois du médecin. Nous ne parlerons pas, non plus, des cas nombreux où le praticien est appelé auprès d'un enfant qui a du tirage et une asphyxie menaçante. Ici la discussion n'est pas admise. On ne perdra pas son temps à faire une injection de sérum. On tâchera d'arracher le patient à une mort imminente ; on dilatera la glotte par l'intubation. La sérothérapie suivra de près. L'opération d'O'Dwyer aura permis de lutter contre des phénomènes qui dominaient dans le tableau de la maladie et aura donné au sérum le temps d'exercer son action bienfaisante. Elle offre encore au malade de meilleures conditions de résistance : l'insuffisance prolongée de la respiration et partant l'anoxhémie sont ainsi évitées.

En d'autres circonstances, la vie du malade ne court pas un péril immédiat ou bien l'on est en présence d'une angine qui progresse et s'étend jusqu'au larynx, malgré la sérothérapie. Quelle doit être alors la conduite du médecin ? Evidemment la marche de l'affection sera notre meilleur guide et l'on ne pratiquera l'intubation que lorsqu'elle sera indiquée, c'est-à-dire au moment où la dyspnée deviendra violente et où le tirage commencera. Ce n'est pas là le traitement de la diphtérie. Le tubage a des prétentions plus modestes. Il ne vise qu'à un symptôme, une complication.

A la Charité, la manière de procéder se présente presque toujours la même. Le plus souvent la discussion des indications ne peut être tentée : l'intubation doit se pratiquer aussitôt. L'enfant arrive dans les salles au milieu de parents éplorés ; la vue de l'hôpital, des sœurs, des malades, du médecin, toutes ces causes exercent sur lui les influences les plus fâcheuses. Tel qui en ville avait des symptômes peu alarmants est amené dans le service avec un spasme violent, une asphyxie prononcée. L'opération s'impose. L'injection de sérum se fait consécutivement.

Si la dyspnée est un peu vive à la rentrée on pratique l'injection et on surveille attentivement le malade. La suffocation est-elle menaçante, on introduit le tube. Si les phénomènes locaux ou généraux le demandent, nouvelle injection de sérum.

Mais la sérothérapie ne modifie-t-elle pas l'intubation ? Ne lui prête-t-elle pas quelques-uns de ses avantages ? Ne saurait-elle combattre quelques-uns de ses inconvénients ?

La sérothérapie semble avoir écourté la durée de l'intubation. Plusieurs fois le tube fut rejeté par la toux quelques heures, un, deux jours après l'injection ; l'indication de la remettre ne se fit plus sentir. Souvent aussi après un séjour de cinq fois vingt-quatre heures la dyspnée ne se présenta plus.

Mais d'un autre côté, c'est du moins les détracteurs de l'intubation qui l'avancent, la sérothérapie paraissait lui avoir suscité des inconvénients sérieux. Après l'injection, disait-on, la membrane se détache en bloc : ou bien elle ne peut traverser la lumière du tube ou bien, si elle s'y engage, elle l'obstruera fatalement à cause de son volume.

Et d'abord l'exsudat fibrineux ne se décolle pas tout d'une pièce. Le plus souvent, il est déchiqueté ; il s'élimine ainsi peu à peu en lambeaux. Quant à l'obstruction, nous ne l'avons enregistrée qu'une fois depuis la pratique de la sérothérapie. Toutes ces hypothèses, la clinique ne les a pas sanctionnées.

 Bien plus, le tube au moment de la dislocation de l'exsudat fibrineux paraît exercer une influence heureuse sur son expectoration. Les sécrétions de la muqueuse respiratoire, les inhalations incessantes de vapeurs d'eau antiseptiques lubréfient le tube, transforment les fausses membranes en une bouillie pâteuse, malléable, qui s'adaptera parfaitement à toutes les parties. L'issue sera béante, il ne restera qu'à la franchir. Ne pourrait-on comparer le tube au drain placé dans une cavité septique ? Les vaporisations continuelles viennent déterger, comme laver cette plaie laryngo-trachéale et favoriser l'élimination des produits toxiques et encombrants.

En somme, la sérothérapie ne saurait se passer de l'intubation. La première est pour la seconde d'un concours indispensable et la deuxième offre à l'autre un aide des plus précieux. Dans le traitement du croup, tous deux doivent marcher la main dans la main, indissolublement unies. La sérothérapie lutte contre la diphtérie elle-même ; plus humble, l'intubation s'attache à une seule manifestation, la sténose glottique, et permet d'attendre la chute ou la désagrégation des fausses membranes laryngées. En un mot, l'intubation est non seulement l'auxiliaire de la sérothérapie, mais encore, ainsi que l'a proclamé Roux, son complément nécessaire.

CHAPITRE VI

Considérations générales sur les inconvénients de l'intubation.

§ 1.

Nous avons recueilli les inconvénients de l'intubation, nous avons analysé les faits, enregistré les résultats. Commentons-les en les examinant sous toutes leurs faces, pour tâcher d'en tirer l'enseignement qu'ils comportent, les indications qu'ils contiennent.

Les accidents de l'intubation du larynx sont surtout théoriques. La clinique montre qu'ils n'ont pas une haute gravité.

Les souffrances provoquées par l'opération sont insignifiantes. Plusieurs fois des enfants un peu âgés, raisonnables, intelligents, nous ont fait part de leurs sensations. (Voir observ. 181, 185, 186, 133.) Au moment du passage du tube, la douleur éprouvée n'est pas considérable. Beaucoup de malades ne savent comment la définir, tant elle est vague; le larynx leur paraît comme tiraillé.

Ces opérés s'accordent à dire que durant son séjour le tube n'est presque pas perçu. Ils ont au gosier, racontent-ils, une sensation confuse de gêne, de pesanteur. Aucun d'eux n'a remarqué que le tube remontait vers le pharynx pendant la déglutition.

La douleur suscitée par les manœuvres d'extraction est bien moindre que dans l'introduction. Le patient sent parfois glisser le tube, mais il ne saurait au juste préciser ces sensations.

Après l'ablation de l'appareil, toute perception étrangère aux fonctions naturelles a cessé définitivement.

Ces renseignements concordent avec ceux que donnent les adultes intubés pour des affections diverses du larynx.

Les difficultés du tubage ne doivent pas non plus nous inspirer des craintes bien sérieuses. Sans doute c'est une opération délicate. Elle exige un tour de main qui s'acquiert seulement avec une pratique prolongée. L'habitude suppléera à tout. Il est des cas où il y a toute impossibilité d'agir : ces obstacles relèvent du malade ou de la maladie. Pour les combattre il faut s'adresser à d'autres moyens d'action. Nous disposons de la trachéotomie, qui nécessite aussi un réel apprentissage.

L'asphyxie par des essais répétés d'introduction, par le refoulement des fausses membranes ne compromet jamais la vie de l'enfant, lorsqu'on fait des tentatives raisonnées et de courte durée.

Si l'on procède avec douceur, si l'on a présente à la mémoire la topographie du larynx, on évitera le choc opératoire, les fausses routes, les traumatismes.

Le rejet du tube n'effraye que les médecins à qui l'expérience de l'intubation fait défaut.

L'obturation de sa lumière n'entraîne la mort que dans des circonstances exceptionnelles. C'est là un accident bénin que ne redoutent pas les véritables praticiens.

Le séjour du tube dans l'estomac et l'intestin après déglutition n'occasionne aucun désordre.

Les ulcérations laryngées, peu fréquentes, n'entraînent jamais de graves inconvénients. Leurs complications médiates ou immédiates passent presque toujours inaperçues, tant elles sont négligeables.

La broncho-pneumonie ne saurait être imputée à l'opération. Lorsqu'elle existe la diphtérie seule l'a produite. Bien plus, c'est là un des grands avantages de l'intubation sur la trachéotomie : elle n'ouvre aucune porte d'entrée aux germes pathogènes. Ici, pas de solution de continuité des tissus. Les cocci, si funestes lorsqu'ils combinent leur action à celle du bacille de Löffler, sont arrêtés. Aucune irritation de la plaie, aucun danger de septicémie. L'air pénètre à travers les voies naturelles ; la plupart des conditions mécaniques de la respiration se trouvent réalisées.

Les accidents consécutifs à l'extraction ne sauraient constituer des inconvénients sérieux.

Le reproche le plus grave qu'on puisse adresser à l'intubation, c'est de provoquer des troubles de la déglutition. La dysphagie existe souvent et ne cède pas toujours aux moyens mis en usage par le médecin. Il est nécessaire que l'enfant s'accoutume à supporter son appareil, s'accommode à sa nouvelle situation.

Pas plus que la faiblesse du malade, l'âge n'est un inconvénient pour l'intubation. Si le tout jeune enfant ne peut supporter les secousses d'une opération plus grave, il endure des manœuvres relativement plus douces. Les malades au-dessous de deux ans succombent fatalement aux suites de la trachéotomie. On comprendra quels services éminents on pourra demander à l'intubation en pareille occurrence !

Si souvent le procédé d'O'Dwyer n'apporte aucune modification dans l'état du patient, il faut en rechercher la cause dans la maladie. La diphtérie est maligne, l'enfant meurt d'infection hypertoxique ; la sérothérapie elle-même n'a d'ordinaire ici aucune prise. Il faut aussi compter avec les complications. La diphtérie a une marche fallacieuse : il faut s'attendre à tout avec un pareil ennemi. Le pronostic doit toujours être réservé.

L'asphyxie peut continuer, malgré le tubage. La faute n'en est pas à l'opération. Les fausses membranes sont alors abondantes ; leur formation est rapide, leur diffusion profonde. La trachéotomie secondaire palliera quelquefois à ces inconvénients. On pourra encore la pratiquer quand on aura jugé le tubage impossible, si la dyspnée ne diminue pas malgré tous les moyens dirigés contre elle, même après une amélioration passagère. Certains auteurs, craignant une ulcération possible après un séjour prolongé du tube ou voulant faciliter l'expulsion des fausses membranes, ont eu recours à la trachéotomie. La clinique n'encourage pas à divulguer cette méthode. Dans toutes ces circonstances, la trachéotomie elle-même ne procure aucun bénéfice : là où échoue l'intubation, la trachéotomie tente de vains efforts, et Massei écrit : « Si je pouvais, dès le début, diagnostiquer la trachéo-bronchite croupale, je n'essayerai ni l'intubation, ni la trachéotomie. »

Ainsi, l'on voit que dans les cas bénins de diphtérie, alors que l'intubation a été faite sans difficulté, la marche ultérieure de la maladie ne présente pas des événements bien remarquables. Les inconvénients de l'opération ne sont pour ainsi dire qu'apparents, sauf les troubles de l'alimentation observés chez quelques malades. Il est possible que la série des cas que nous avons considérés, ait été des plus heureuses. Notre opinion se trouve pourtant conforme à celle de nombreux praticiens. Peut-être la diphtérie actuelle n'a-t-elle pas une virulence très marquée; peut-être aussi une malignité excessive entraînerait-elle d'autres conséquences. Toujours est-il que les ennemis du procédé d'O'Dwyer ont tracé de l'opération un tableau trop sombre; c'est qu'ils n'ont pas su imposer silence aux élans de leur imagination et qu'ils ne sont pas allés jusqu'à descendre à l'enseignement de la clinique.

§ 2.

Les inconvénients énumérés interdisent-ils complètement l'intubation en dehors de l'hôpital ?

Des considérations exposées dans le cours de ce travail, il est permis de conclure que la présence constante du médecin près du malade n'est pas absolument nécessaire. La seule difficulté qui suscite des obstacles à cette pratique dans la clientèle privée est l'expérience de l'opérateur. Le médecin peut ne faire l'intubation qu'à des intervalles éloignés; l'occasion d'intuber ne se présente pas chaque jour. Aussi l'adresse, le talent qu'il avait acquis au prix de l'habitude peuvent s'effacer avec le temps et l'opérateur n'a plus confiance en lui-même. N'est-ce pas là le fait de toute intervention chirurgicale ?

L'indication pressante d'extraire ou de replacer le tube ne s'offre pas fréquemment. Exceptionnelles, les circonstances où le médecin est prévenu trop tard, lorsqu'un aide intelligent facilite sa tâche. « Pourquoi ne pas faire l'intubation dans la clientèle, alors que ses dangers ne sont pas plus grands que ceux de la trachéotomie ? ne serait-ce pas un progrès que de pratiquer cette nouvelle opération chez le malade lui-même, sous l'œil prévoyant d'une mère. » (Galatti.)

Les enfants intubés ne demandent pas des soins méticuleux. La trachéotomie a d'autres exigences.

« Bokai a relaté 6 opérations faites en ville sans incident, ni accident ; Galatti 4, dans de petits logements et sous la seule garde de la mère, puis 15 nouveaux cas.

On fait l'intubation en Amérique d'une façon assez courante en ville ; on la pratique de même hors de l'hôpital en Allemagne (Schweiger, Heubner), en Italie (Massei, Egidi) ; on a suivi leur exemple en France (Rabot, Jacques). »

« Il ne faut pas pousser trop loin, dit Galatti, la crainte du danger et d'accidents momentanés dans la clientèle, sans quoi les chirurgiens seraient obligés d'envoyer à l'hôpital chaque opération. Les médecins eux-mêmes devraient faire conduire la plus grande partie de leurs malades dans les hôpitaux ou bien ne pas abandonner ceux qui, par exemple, sont très facilement disposés au collapsus, à la faiblesse cardiaque, etc... Il est plus qu'invraisemblable qu'il soit possible aux médecins praticiens de se rendre maître seulement d'une partie de leur clien-

tèle, si l'on établissait dans des cas semblables des exigences aussi rigoureuses (la présence constante du médecin)
comme quelques-uns ont voulu l'établir à cette heure, pour
l'intubation.

« Les volumineuses statistiques déjà publiées jusqu'à ce
jour sur l'intubation et ses accidents ne donnent pas
tout à fait la démonstration rigoureuse de la justesse de
cette appréciation subtile qui veut limiter l'intubation à la
pratique hospitalière où soi -disant existe une surveillance
continuelle.

« Le plus beau devoir de la science médicale est de
trouver des moyens d'une simplicité telle qu'au milieu
des circonstances les plus défavorables ils puissent être
utiles entre les mains de chaque médecin, même loin des
grands centres médicaux : l'intubation est certainement
un de ces moyens. »

CONCLUSIONS

I. Les modifications apportées jusqu'à aujourd'hui aux instruments d'O'Dwyer sont inutiles ou dangereuses. L'appareil américain convient parfaitement à l'idée que l'on doit se faire du cathétérisme du larynx, comme traitement du croup.

II. L'intubation est une opération délicate, difficile. Elle nécessite un tour de main qu'une pratique prolongée permet toujours d'acquérir

III. Parfois le spasme glottique rend l'opération impossible. La trachéotomie s'offre dans ces cas comme une grande ressource ; mais son champ se restreint.

IV. Les inconvénients de l'intubation sont la plupart illusoires, insignifiants, négligeables. Beaucoup d'entre eux ne sont pour ainsi dire que l'ombre d'un danger. Aucun n'a jusqu'ici entraîné la mort du malade.

V. Une objection à présenter au tubage est une dysphagie assez fréquente. Il faut en accuser principalement le jeune malade qui n'a pas su s'accoutumer encore aux sensations nouvelles procurées par la présence du tube dans le larynx.

VI. L'intubation est l'auxiliaire indispensable, le complément nécessaire de la sérothérapie. Celle-ci combat la diphtérie dans son essence même ; celle-là s'adresse à la sténose laryngée.

VII. La bronchite pseudo-membraneuse, la pneumonie lobulaire, la diphtérie maligne ne cèdent pas sous l'influence de l'intubation. Mais dans ces circonstances les efforts de la trachéotomie demeurent infructueux.

VIII. Les inconvénients de l'intubation ne sauraient exiger la présence constante du médecin auprès du malade. Cette opération ne doit pas rester un procédé d'hôpital ; elle peut être utilisée en ville, dans la clientèle privée.

BIBLIOGRAPHIE

Baer. — *Tracheot. und Intub. in dem Kinderspital Zürich.*
Inaugural Dissertation, Leipzig, 1892.

Bokai. — *Jahrb. für Kinderheilkunde*, juin 1894, Bd. XXXVIII
et Bd. XXXV.

— *Meine Erfolge 'mit der O'Dwyerschen Intubat.*, Wien,
1891.

Bonain. — Intubation du larynx dans le croup. Revue générale.
(Sem. méd., 1894.)

— Résultats de l'intubation du larynx. *(Société française
d'otol. et de laryngol.*, mai 1894.)

Carstens. — *Jahrb. für Kinderheilkunde*, 1894, Bd. XXXVIII.

Dillou-Brown. — *Archiv of Pediatrie*, mars 1893.

— *Intub. of larynx*, Washington, 1887.

— *Archiv of Pediatrie*, mars 1891.

Egidi et Massei. — *La intubazione della laringe nel crup*,
Naples, 1891.

Ferroud. — *L'intubation du larynx chez l'enfant et chez
l'adulte*, th. de Lyon, 1894.

Jacques. — *Intubation du larynx dans le croup*, thèse, Paris,
1888.

Jacques. — *Revue mensuelle des maladies de l'enfance*, janvier 1891.

D. Galatti. — O'Dwyer's Intub. *(Allg. Wiener medizin. Zeitung*, 1892.)

— *Die Intubat. in der Privatpraxis*, Wien, 1894.

Ganghofner. — *Jahrb für Kinderheilk.*, Bd. XXX, 1890.

Gillet. — *La pratique de la sérothérapie*, Paris, 1895.

Massei. — *L'intubazione della laringe nei bambini et negli adulti*, Napoli, 1894.

— *Qualche caso di crup e di difterite curato col siero di Behring*, Napoli, 1894.

Nothrup. — *Communication faite à l'Académie de médecine de New-York*, juin 1887.

O'Dwyer. — *N.-Y. med. Journal*, février 1887.

— *The Medical Record*, 1886, XXIX et XXX.

Prescott et Goldthwaith. — *Boston med. journal*, 1891.

Rabot. — *Province médicale*, 1891.

— Le tubage dans le croup. *(Lyon méd.*, 1894.)

— *Lyon médical* des 23 et 30 septembre 1894. De l'intubation du larynx dans la clientèle, traduit de D. Galatti.

— *Prélude à la sérothérapie*, 16 décembre 1894.

Ramon de la Sota y Lastra. — *Revista medica de Sevilla*, décembre 1887.

Rauchfuss. — *Congrès intern. de méd.*, Berlin, 1890.

Schweiger. — *Jahrb. f. Kinderheilk.* Bd. XXXVI, 1893.

Waxham. — *Journ. of the Amer. med. Assoc.*, décembre 1892.

Sajous. — *Annual of the universal med. sciences*, 1894, t. IV.

TABLE

Lyon. — Imp. PITRAT AÎNÉ, A. Rey Successeur, 4, rue Gentil. — 11052

Lyon. — Imp. PITRAT AÎNÉ, **A. Rey** Successeur, 4, rue Gentil. — 11052